W0034133

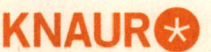

Über den Autor:

Mike McInnes, geboren 1943, studierte Pharmazie in Edinburgh. Nach jahrzehntelanger Tätigkeit als selbständiger Apotheker verlagerte er seinen Schwerpunkt auf wissenschaftliche Forschungen. Seine Studien führten ihn zu der Überzeugung, dass Honig eine immense Wirkungskraft auf den Körper hat, beispielsweise auf das Gehirn und den Schlaf. Daher konzentrierte McInnes seine Forschungen zunehmend auf die positive gesundheitliche Wirkung des Honigs.

Mike McInnes

Superfood Honig

Das natürliche Heilmittel
für körperliche und geistige Fitness

Aus dem Englischen
von Ulrike Strerath-Bolz

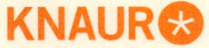

Die englische Originalausgabe erschien 2014 unter dem Titel
»The Honey Diet. Just a spoonful of honey!« bei Coronet, an imprint of
Hodder & Stoughton, an Hachette UK company.

Dieses Buch erschien bereits 2015 bei Knaur MensSana
unter dem Titel »Die Honig-Diät«.

Besuchen Sie uns im Internet:
www.knaur.de

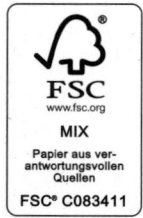

FSC
www.fsc.org
MIX
Papier aus ver-
antwortungsvollen
Quellen
FSC® C083411

Vollständige Taschenbuchausgabe September 2017
Knaur Taschenbuch
© 2014 Mike McInnes
© 2017 Knaur Taschenbuch
Ein Imprint der Verlagsgruppe Droemer Knaur GmbH & Co. KG, München.
Alle Rechte vorbehalten. Das Werk darf – auch teilweise – nur mit
Genehmigung des Verlags wiedergegeben werden.
Umschlaggestaltung: ZERO Werbeagentur, München
Umschlagabbildung: plainpicture / Chris Leschinsky
Satz: Nadine Clemens, München
Alle Illustrationen von Shutterstock.com
außer Illustration auf Seite 31: Müjde Puzziferri, München
Druck und Bindung: CPI books GmbH, Leck
ISBN 978-3-426-87696-1

2 4 5 3 1

Dieses Buch
widme ich
meiner Frau Theresa

Wichtiger Hinweis

Der Verlag übernimmt weder Verantwortung für die Anwendung noch das Resultat dieses Ernährungskonzeptes. Eine Garantie und Haftung kann nicht übernommen werden.

Wenn Sie unter Diabetes leiden, verändern Sie Ihre Ernährung nur nach Rücksprache mit Ihrem Arzt. Das Buch ersetzt keine medizinische Diagnose oder Behandlung. Unklare Beschwerden sollten auf jeden Fall medizinisch abgeklärt werden.

Kinder unter einem Jahr dürfen keinen Honig essen, da es bei ihnen in seltenen Fällen zu lebensbedrohlichen Vergiftungen durch das Bakterium *Clostridium botulinum* kommen kann.

Inhalt

Einleitung

Wenn Sie je mit Ihrem Gewicht zu kämpfen hatten oder gerade dabei sind, die ersten Pölsterchen an Bauch, Po oder Oberschenkeln anzusetzen, dann wissen Sie, dass es gar nicht so einfach ist, abzunehmen. Tatsächlich ist es extrem schwierig.

Und irgendwie ist es auch ziemlich frustrierend, dass wir, sobald wir eine Diät machen oder auch nur versuchen, auf Süßigkeiten und Extras zu verzichten, sofort regelrecht besessen vom Thema Essen sind. Dieses Gefühl irritiert uns und führt dazu, dass sich jeder Gewichtsverlust anfühlt, als wollten wir ein Mammut erlegen.

Aber ich habe herausgefunden, warum das so ist. Und ich habe eine Lösung.

Niemand muss eine drastische Diät machen und Kalorien zählen. Und vor allem muss niemand Diätprodukte kaufen und sich mit bitteren Nahrungsmitteln ohne jeden Wohlgeschmack herumschlagen.

Die Ernährung mit der Honig-Diät ist erfrischend einfach. Bei ihr geht es nur darum, sich gesund zu ernähren. Und Honig zu essen.

Dieses Buch ist naturwissenschaftlich gut untermauert. Ich bin selbst Naturwissenschaftler und habe mich jahrzehntelang mit dem Thema beschäftigt. Und ich bin zu der folgenden Überzeugung gekommen: Die Wurzel unseres großen Problems mit den überflüssigen Pfunden liegt darin, dass die meisten von uns viel zu viel Zucker und / oder Fastfood essen. Selbst wenn Sie glauben, Sie würden »gesunde« fettarme Nahrung zu sich nehmen, verstecken sich darin sehr oft jede Menge Zucker und weißes Mehl (das vom Körper schnell in Zucker umgewandelt wird).

Viele Menschen entscheiden sich – ohne sich dessen überhaupt bewusst zu sein – den ganzen Tag über für das falsche Essen. Möglicherweise beginnen Sie morgens mit gesüßten Frühstücksflocken (eine Schüssel Frosties enthält dreieinhalb Teelöffel Zucker), knabbern in der Kaffeepause ein paar Kekse (ein Teelöffel Zucker pro Stück), trinken mittags eine Limonade (fünf bis sechs Teelöffel) zu Ihrem Sandwich aus Weißbrot, greifen später zu einem Schokoriegel (zehn Teelöffel), um die Nachmittagsmüdigkeit zu vertreiben, und setzen sich abends an den Tisch und verspeisen einen großen Teller Nudeln aus Weißmehl. Und dazu gibt es ein großes Glas Wein.

Bei einer solchen vollkommen üblichen modernen Ernährung ist es gut möglich, dass Ihr Blutzuckerspiegel den ganzen Tag auf einem Höchststand vor sich hin blubbert.

Nun besteht aber die beste Methode des Körpers, mit dem Übermaß an Zucker fertig zu werden, darin, dass ein Hormon namens Insulin ausgeschüttet wird. Es leitet den überschüssigen Zucker aus dem Blut in die Fettzellen um, wo er gespeichert wird. Und auf diese Weise – einfach gesagt – macht Zucker einen Menschen dick.

Aber ich glaube, das Übermaß an Zucker in unserer Ernährung hat noch viel schlimmere Folgen für die Gesundheit. Die Quelle des Problems ist ein komplizierter Pumpmechanismus, der die Brennstoffversorgung der Nervenzellen oder Neuronen – der denkenden Zellen im Gehirn – kontrolliert. Für jedes Neuron gibt es zehn oder noch mehr »Futterzellen«, die Gliazellen genannt werden. Jede dieser Zellen verfügt über eine winzige Pumpe. Die Naturwissenschaft spricht von der »zerebralen Glukosepumpe« – ich sage *iPump* dazu.

Diese hochintelligente Pumpe im Gehirn erfüllt eine sehr wichtige Aufgabe: Sie sorgt dafür, dass die Neuronen stetig und sehr kontrolliert mit Energie versorgt werden. Wenn die *iPump* feststellt, dass zu viel Zucker im Blut ist – dass also eine Sättigung eintritt, die dem empfindlichen Gewebe im Gehirn gefährlich werden könnte –, dann legt sie einen Schalter um, wie bei einer Sicherung in einer elektrischen Leitung. Das Ventil der *iPump* wird geschlossen und die Treibstoffversorgung der Neuronen auf ein absolutes Minimum zurückgefahren.

Dieser clevere Mechanismus hat sich entwickelt, um das Gehirn vor zu viel Zucker zu schützen. Er lässt gerade genug durch, damit die Gehirnzellen weiterhin funktionieren, ohne einen katastrophalen Überschuss an Zucker zu riskieren.

Vor langer Zeit, als das Leben noch hart war und die Menschen wenig und selten Zucker zu sich nahmen, musste die *iPump* auch nur selten die Zufuhr drosseln, und wenn doch, dann nur für sehr kurze Zeit. Heute jedoch ist in fast allem, was wir zu uns nehmen, Zucker enthalten, und das heißt: Die Pumpe muss unter Umständen SEHR lange Zeit im Notfallmodus arbeiten und schaltet regelrecht ab.

Und darin liegt das Problem. Wenn das Ventil nämlich teilweise geschlossen ist, lässt die *iPump* nicht genug Brennstoff durch, und unser Gehirn kann nicht mit voller Leistung arbeiten. Es befindet sich die ganze Zeit im Notfallmodus.

Wenn dieser Zustand mehr als 15 Minuten anhält, bekommt das Gehirn Hunger und gerät in Stress. In seiner Verzweiflung schickt es einen ganzen Cocktail aus chemischen Botenstoffen los, um aus anderen Quellen Glukose zu bekommen. So treibt es einen dazu an, immer mehr zu essen.

Wenn Sie diesem Drang nachgeben und weiteressen (was viele tun), bleibt der Blutzuckerspiegel auf seinem hohen Pegel, und die *iPump* ist unter Umständen tage- oder wochenlang im Notfallmodus ... vielleicht sogar jahrelang.

Je mehr Sie essen, desto länger bleibt das Ventil geschlossen, und desto hungriger und gestresster wird das Gehirn.

Ich bin überzeugt, dass Millionen von Menschen ständig mit einem hungrigen, gestressten Gehirn durchs Leben gehen. Sie empfinden das vielleicht in Form von Gelüsten – vor allem nach Süßem –, weil ihr Gehirn Zucker braucht. Das ist dann schon kein sanfter Hinweis mehr. Die Forderungen ihres Gehirns sind so stark, dass nicht einmal die größte Willenskraft dagegen ankommt. Deshalb fällt es häufig so schwer, nach *einem* Keks, *einem* Stück Schokolade, *einer* Handvoll Popcorn aufzuhören. Und deshalb können manche Leute unglaublich viel essen und so dick werden, dass sie einen Kran brauchen, der sie aus dem Bett hebt.

Auch Gedächtnis- oder Konzentrationsstörungen können ein Zeichen dafür sein, dass Ihr Gehirn nicht genug Nahrung bekommt.

Die Chemikalien und Hormone, die Ihr Gehirn in seinem verzweifelten Versuch ausschüttet, den nötigen Treibstoff zu bekommen, sind außerdem schädlich für den Körper. Sie führen zu Herzkrankheiten, Demenz, Depressionen und einigen Arten von Krebs.

Es gibt seit vielen Jahren zahlreiche Studien, die den Zusammenhang zwischen Übergewicht und Gesundheitsproblemen belegen, und die *iPump* ist ganz klar ein Grund für diesen Zusammenhang.

Aber die gute Nachricht ist: Es gibt eine schnelle, einfache Art, den Teufelskreis zu durchbrechen. Und Honig ist der Schlüssel dazu.

Während nämlich Zucker und *raffinierte* weiße Kohlenhydrate die Fehlfunktion des *iPump*-Systems verursachen, verhält sich das Superfood Honig im Körper vollkommen anders. Es ist in einzigartiger Weise dazu geeignet, das Gehirn mit der nötigen Energie zu versorgen, ohne der *iPump* zu schaden und ohne irgendwelche Stressprobleme zu machen.

Indem Sie ganz einfach den Zucker in Ihrer Ernährung durch Honig ersetzen, tun Sie schon alles Nötige, um Ihre Lust auf schlechten Zucker zu stoppen, Ihr armes hungriges, gestresstes Gehirn zu ernähren, Ihre *iPump* neu zu starten und dafür zu sorgen, dass Ihr Körper wieder so funktioniert, wie er soll.

Wenn Sie dieses Buch lesen, weil Sie abnehmen wollen, sollten Sie wissen, dass es noch einen weiteren Grund gibt, warum Sie dick werden und Diäten nichts nützen: Vermutlich schlafen Sie nicht gut oder nicht genug. Auch daran sind der Zucker und / oder das Fastfood in Ihrer Ernährung schuld. Und auch dagegen kann Honig helfen.

Wenn Ihre *iPump* in der Nacht abgeschaltet wird (oder ohnehin auf Dauer im Notfallmodus arbeitet), bekommt Ihr Gehirn Hunger, und Ihr Körper wird von Stresshormonen überschwemmt. Vielleicht nicht so stark, dass Sie davon wach werden, aber dennoch genug, dass Sie unruhig und nicht tief genug schlafen. Die ganze Nacht lang, während Ihr Körper sich eigentlich erholen und geschädigtes Gewebe reparieren sollte, richten diese Stresshormone stattdessen weiteren Schaden an.

Wenn Ihre *iPump* aber richtig arbeitet und Sie gut schlafen, kann Ihr Körper seine nächtlichen Reparaturarbeiten erledigen, und Ihr Gehirn kann einen Neustart machen und sich auf den nächsten Tag vorbereiten. Und wenn das richtig läuft und die *iPump* ordentlich arbeitet, wird bei dieser Nachtarbeit Fett verbrannt. VIEL Fett.

Aber wenn Sie schlecht schlafen, finden die Reparaturarbeiten – und die Fettverbrennung – ganz einfach nicht statt.

Einfache Lösung gefällig? Meine Forschungen zeigen, dass Sie Ihre *iPump* neu starten und sich einen wunderbaren, fettverbrennenden Nachtschlaf sichern können, indem Sie etwa zwei Esslöffel Honig zu sich nehmen, bevor Sie schlafen gehen. Das funktioniert, weil der Honig, anders als jede andere Zuckerart, genau darauf ausgelegt ist, die Brennstoffreserven des Gehirns wieder aufzufüllen, ohne die empfindliche *iPump* durcheinanderzubringen.

Meine Empfehlung ist also ganz simpel. Wenn Sie Zucker und Fastfood meiden und sich auf die Honig-Ernährung einlassen, werden Sie abnehmen: ein bis anderthalb Kilo pro Woche, mehr als sechs Kilo im Monat. Sie werden schlafen wie ein Baby und die ganze Nacht Fett verbrennen. Und außerdem werden Sie, so unglaublich das klingen mag, glücklicher und viel, viel gesünder sein, weil Ihr Gehirn keinen Hunger mehr hat. Das heißt, Sie haben weniger Stress und tun sehr viel gegen degenerative Erkrankungen wie Diabetes, Herzkrankheiten und Alzheimer.

Versuchen Sie's. Wechseln Sie vom Zucker zum Honig – jetzt. Zuerst werden Sie feststellen, dass die Essgelüste, die Ihr Leben vielleicht bestimmt haben, verschwinden. Sie können wieder kontrolliert essen, womöglich zum ersten Mal seit langer Zeit.

Und Sie müssten sofort Gewicht verlieren. Auf jeden Fall werden Sie besser schlafen, wie in Ihrer Kindheit, in der glücklichen Gewissheit, dass Ihr Körper in der Nacht genau das tut, was er tun soll: sich erholen, Reparaturarbeiten durchführen und dabei jede Menge Fett verbrennen.

Zusätzlich werden Sie die vielen bekannten gesundheitlichen Vorteile des Superfoods Honig für sich in Anspruch nehmen.

Honig: Unerwartete Eigenschaften

- Honig kann das Herz schützen. Studien zeigen, dass er den Adrenalinspiegel senkt.
- Honig kann den Blutdruck senken.
- Honig kann den Blutzuckerspiegel senken.
- Honig wirkt antioxidativ.
- Honig bessert Schlafstörungen.
- Honig schützt das Gehirn, indem er die Gliazellen mit Brennstoffvorräten versorgt.
- Honig hilft Gewicht zu reduzieren und es zu halten.
- Honig verbessert das Gedächtnis und die Lernfähigkeit, indem er die Gehirnfunktion schützt.
- Honig schützt das Verdauungssystem. Er hemmt das Wachstum eines Krankheitserregers namens *Helicobacter pylori,* der Magengeschwüre auslöst.
- Honig schützt die Leber.
- Honig wirkt antibakteriell.
- Honig wirkt gegen Viren.
- Honig wirkt gegen Pilzinfektionen.
- Honig ist entzündungshemmend.
- Honig hemmt möglicherweise das Wachstum von Tumoren.

Jeden Tag und jede Nacht, die Sie bei der Honig-Diät bleiben, können Sie darauf vertrauen, dass Ihr Körper KEINE schädlichen Stresshormone ausschüttet, dass Ihre Arterien NICHT verstopfen und Ihr Gehirn NICHT schrumpft. Indem Sie Zucker meiden und jeden Abend vor dem Schlafengehen Honig zu sich nehmen, verbessert sich Ihre Gedächtnisleistung, Sie werden fröhlicher, aufmerksamer, und die Fähigkeit Ihres Körpers, sich gegen Krankheiten zu wehren, wird jeden Tag größer.

Im ersten Kapitel dieses Buchs werde ich Ihnen erklären, warum eine fettarme Diät trotz bester Absichten niemals funktionieren kann und warum Zuckergelüste so entsetzlich schwer zu ignorieren sind. Ich zeige Ihnen außerdem, wie man uns allen weisgemacht hat, dass wir jede Menge Brot, Nudeln und Kartoffeln essen sollten, obwohl diese angeblich so »gesunden« Nahrungsmittel uns in Wirklichkeit dick machen.

Im zweiten Kapitel verrate ich Ihnen das Geheimnis eines guten Schlafs, Nacht für Nacht, solange Sie leben. Und außerdem erkläre ich Ihnen ganz genau, wie Sie mehr Fett verbrennen können, während Sie im Bett liegen und absolut nichts tun. Mehr, als wenn Sie einen Zehnkilometerlauf absolvieren.

Im dritten Kapitel geht es um die wundersamen Kräfte des Honigs und seine Vorteile für Ihre Gesundheit. Honig unterscheidet sich grundlegend von allen anderen Zuckerarten, und ich erkläre Ihnen, warum das so ist und wie Sie davon maximal profitieren.

Wenn Sie jetzt erst einmal genug gelesen haben und es Sie juckt, SOFORT anzufangen, dann überspringen Sie die ersten drei Kapitel und lesen Sie das vierte. Besorgen Sie sich ein großes Glas Honig, folgen Sie meinen Ratschlägen, und Sie können schon heute Nacht wie ein Baby schlafen und morgen früh schlanker, gesünder und mit einer besseren Abwehr gegen Krankheiten aufwachen.

Das fünfte Kapitel ist voll gepackt mit praktischen Tipps, damit die Honig-Diät bei Ihnen gut funktioniert.

Das sechste Kapitel bietet viele Ideen und Inspirationen für die Verwendung von Honig in Ihrer Alltagsküche.

Das siebte Kapitel zeigt Ihnen, wie Honig Ihre Denkleistung, Ihre Konzentration und Ihr Gedächtnis verbessert und wie Sie mit seiner Hilfe sogar das Risiko verringern können, an Alzheimer oder einer anderen Form von Demenz zu erkranken.

Im achten Kapitel geht es schließlich um den immensen Zusatznutzen der Honig-Ernährung: um die Tatsache, dass sie wirklich viel dafür tun kann, Sie vor Krankheiten und Alterserscheinungen zu schützen. Jeder Tag mit diesem Ernährungskonzept ist ein Tag, an dem Ihr Körper nicht mit Stresshormonen zu kämpfen hat, die Ihrem Körpergewebe Schaden zufügen. Mit der Zeit wird diese Stressreduktion Ihr Risiko senken, an degenerativen Krankheiten zu leiden, und den unvermeidlichen Alterungsprozess verlangsamen.

Mit Honig werden Sie abnehmen und vor allem Körperfett verlieren, Sie werden besser schlafen, Ihr Körper wird sich viel besser erholen und selbst reparieren, und Ihr Gehirn wird klarer, schneller und konzentrierter. Was für eine Belohnung für eine kleine Veränderung des Lebensstils!

Sie halten Ihre schlanke, gesunde Zukunft in den Händen – und Honig in Ihre Ernährung zu integrieren ist der Schlüssel dazu.

1.

Der Schlüssel zu einem gesünderen Leben

Wäre es nicht wunderbar, wenn der Körper einfach so funktionieren würde, wie es gedacht ist? Sie würden sich gesund fühlen und friedlich schlafen. Sie würden essen, wenn Sie Hunger haben, und dabei nicht zunehmen. Und Sie müssten sich keine Sorgen über lebensbedrohliche Störungen wie Diabetes, Herzkrankheiten oder Alzheimer machen, die allesamt mit Übergewicht in Verbindung stehen.

Aber es ist nicht zu übersehen, dass viele Menschen inzwischen erschreckend dick sind.

Als ich in den fünfziger Jahren ein Schulkind war, gab es in jeder Klasse ein übergewichtiges Kind, meistens einen Jungen. Aber seit Mitte der siebziger Jahre breitet sich das aus, und ich stelle fest, wie schnell und stetig die Menschen in meiner Umgebung zunehmen.

Die öffentliche Aufmerksamkeit im Bereich Gesundheit hat sich immer auf Themen wie Bronchitis, Rauchen, Herzkrankheiten, Erkältungskrankheiten und Grippe, Impfungen im Kindesalter und die Verhinderung von Krankheiten wie Kinderlähmung und Tuberkulose konzentriert. Als ich in den sechziger Jahren ein junger Apotheker war, verkauften wir hauptsächlich Schmerztabletten, Hustensaft, Magen- und Abführmittel. Aber in den siebziger Jahren änderte sich die Situation. Ab 1975 bekam das Thema Gewichtskontrolle in der Öffentlichkeit und den Medien sehr viel Aufmerksamkeit. Das

Wort »Diät« hielt Einzug in die Alltagssprache, und ständig tauchten in den Medien neue Diäten auf. Wir verkauften Süßstoffe und rezeptpflichtige Appetitzügler, die Amphetamine enthielten. Anfang der achtziger Jahre kam Slimfast aus den USA zu uns herüber und eroberte Europa im Sturm.

Aber die Bauchumfänge wuchsen weiter.

Diabetes, früher eine seltene Stoffwechselstörung, wurde häufiger, selbst bei kleinen Kindern. Und dann eroberte ein neuer Begriff unseren Wortschatz, langsamer, aber genauso bedrohlich: Alzheimer. Man wusste, dass es so etwas wie Demenz gab, aber niemand hatte sich darüber Sorgen gemacht. Doch Ende des 20. Jahrhunderts war Alzheimer auf einmal allgegenwärtig. Jeder kannte jemanden, der diesen schrecklichen geistigen Verfall durchmachte, und viele fürchteten – sehr zu Recht – auch um ihre eigene geistige Gesundheit.

Millionen an öffentlichen Geldern werden aufgewendet, um eine zusammenhängende Gesundheitsstrategie zu entwickeln, die uns vom Abgrund wegzieht und die Übergewicht-Epidemie verhindert, die uns offenbar bevorsteht.

Dabei ist die Botschaft seit jeher ganz einfach: Sie können Fettleibigkeit vermeiden, wenn Sie nur so viele Kalorien zu sich nehmen, wie Sie verbrauchen. Das Problem, so die Gesundheitsbehörden, ist die menschliche Fehlbarkeit. Die Leute sind alle zu gierig und zu faul. Sie essen zu viel und bewegen sich zu wenig.

In den letzten paar Jahrzehnten haben sich Millionen an den Rat der Behörden gehalten, haben die Laufschuhe ausgepackt und joggen zur Arbeit, haben sich in einem Fitnessstudio angemeldet und sich durch endlose Sportkurse hindurchgeschwitzt. Und sie sind geradezu besessen von Diäten. Eine ganze neue Industrie für Diätlebensmittel ist entstanden, die großen Lebensmittelkonzerne scheffeln Geld mit der Begeisterung für fett- und kalorienarmes Essen.

Diäten und Diätlebensmittel sind ein riesiges internationales Milliardengeschäft. Abnehmbücher stehen regelmäßig und dauerhaft ganz oben auf den Bestsellerlisten, und die öffentliche Suche nach dem heiligen Gral der Diäten – müheloses Abnehmen – ist so verzweifelt, dass selbst die Auflagenzahlen landesweit erscheinender Zeitschriften erheblich gesteigert werden können, wenn sie eine »leckere« Diätserie bringen.

Aber trotz dieser riesigen Investitionen scheint nichts zu funktionieren. Wir werden IMMER NOCH dicker. Die letzten Zahlen aus Deutschland zeigen, dass 67 Prozent der Männer und 53 Prozent der Frauen als übergewichtig oder fettleibig eingestuft werden. Und die Werte steigen weiter.

Was um alles in der Welt ist da passiert? Wo sind wir so sehr vom rechten Weg abgekommen?

Fett ist ungesund – oder?

Es gibt keinen Zweifel daran, dass Übergewicht Ihr Risiko für eine Vielzahl potenziell tödlicher Krankheiten erheblich erhöht. Aber die Spezialisten sind sich immer noch nicht einig, was uns tatsächlich dick macht und Krankheiten auslöst.

Die Verbindung zwischen Ernährung und Herzkrankheiten wurde in den fünfziger Jahren erkannt, als die gesättigten Fettsäuren in den Ruf gerieten, das große Ernährungsübel schlechthin zu sein. Man nahm an, dass diese Fette, die sich in Fleisch und Milchprodukten finden, den Cholesterinspiegel direkt erhöhten und auf diese Weise verstopfte Blutgefäße zur Folge hätten.

Ein Wissenschaftler namens Dr. Norman Jolliffe veröffentlichte die Theorie, die Amerikaner würden deshalb dick und zunehmend anfällig für Herzkrankheiten, weil sie zu viele fetthaltige Hamburger äßen. In Zusammenarbeit mit dem Gesundheitsdezernat der Stadt New York entwickelte er eine fettarme Diät, die er »die kluge Diät« nannte.

Dr. Jolliffe führte eine Langzeitstudie durch, bei der eine Gruppe von Geschäftsleuten mit seiner fettarmen Diät ernährt wurde (Margarine statt Butter, Frühstücksflocken statt Eiern und Fisch statt Rindfleisch) und die zweite Gruppe bei der »normalen«, eher fettreichen Ernährung blieb (Fleisch dreimal am Tag). Nach fünf Jahren zeigten die Männer mit der fettarmen Diät tatsächlich bessere Cholesterinwerte, was als positiv eingeschätzt wurde (und großenteils noch wird), weil man davon ausging, diese Männer hätten ein geringeres Risiko für Herzkrankheiten.

Allerdings starben von den 814 Männern aus der »fettarmen« Gruppe acht noch während der Studie an einer Herzkrankheit, während in der »fetten« Gruppe niemand starb. Dr. Jolliffe konnte das nicht erklären, und das Gesundheitsdezernat der Stadt New York konzentrierte sich lieber auf die geringfügige Senkung des Cholesterinspiegels, die man erreicht hatte. Unverdrossen erklärte man, eine fettarme Ernährung sei ein gutes Mittel, um das Risiko für Herzkrankheiten und das Gewicht zu senken.

Dieses Denken bestimmt bis heute die Diskussionen: »Fett ist ungesund«, heißt es.

1972 schrieb ein britischer Wissenschaftler namens John Yudkin ein bahnbrechendes Buch mit dem Titel *Pure, White and Deadly* (deutsche Ausgabe: *Süß, aber gefährlich*, 1974), in dem er erklärte, raffinierter Zucker und nicht etwa Fett sei der entscheidende Faktor bei der Entstehung von Herzerkrankungen. Diese These war sehr umstritten.

In der Zwischenzeit machte sich ein berühmter amerikanischer Physiologe (Ancel Keys, zu dieser Zeit eine Art Ernährungspapst, weil er wichtige Arbeiten über Ernährung und Hunger im Zweiten Weltkrieg veröffentlicht hatte) daran, Yudkin zu widersprechen und die alte »Fett ist schlecht«-Theorie aufrechtzuerhalten.

Keys' einflussreiche *Seven Countries Study* aus den achtziger Jahren dämonisierte das Fett geradezu, vor allem die gesättigten Fettsäuren, indem sie den Blick besonders auf solche Länder richtete, in denen ein starker Konsum von Nahrungsfetten und eine hohe Zahl von Herzpatienten zusammenfiel. Die Beweislage war erdrückend, aber heute stellt die Wissenschaft die Ergebnisse zunehmend in Frage. Es zeigt sich nämlich, dass Keys' Studie die Ergebnisse bestimmter Länder außer Acht ließ, in denen eine fettreiche Ernährung (wie bei den Inuit im nördlichen Amerika, Kanada, Grönland und Russland, deren Ernährung zu bis zu 75 Prozent aus Fett besteht) keine Herzinfarkt-Epidemien auslöste. Außerdem achtete Keys nicht auf den Zuckerkonsum in den betrachteten Ländern.

Die Behörden zu dieser Zeit – unterstützt von einer millionenschweren Nahrungsmittelindustrie, die ein großes Interesse daran hatte, dass alle weiterhin große Mengen Zucker zu sich nahmen – entschieden sich, Keys' Fett-Theorie den Vorzug vor Yudkins Zucker-Theorie zu geben. Yudkins Erkenntnisse wurden ignoriert und diskreditiert.

Nachdem sie ihren guten Ruf für die Fett-Theorie in die Waagschale geworfen hatten, erklärten die Platzhirsche der etablierten Wissenschaft sämtliche abweichenden Meinungen für Unsinn und gaben sich alle erdenkliche Mühe, sie in Misskredit zu bringen.

In den achtziger Jahren war es gelungen: »Low fat« war zur wichtigsten Gesundheitsbotschaft und zum wichtigsten Diätthema weltweit geworden.

Die »ideale« Ernährung, so sagte und sagt man uns, sei fettarm. Wir sollten uns an Kohlenhydraten satt essen. Die Nahrungsmittelindustrie veränderte freundlicherweise auch gleich ihre Rezepturen. Aus allen möglichen verarbeiteten Nahrungsmitteln wurde Fett entfernt, und damit sie essbar blieben, wurde fast überall Zucker hinzugefügt: Süß und saftig sollte es sein.

Heute, nach Jahrzehnten einer Ernährung mit wenig Fett und viel Zucker, haben sich die Geschmacks- und Essgewohnheiten allmählich verändert. Die Menschen sind geradezu abhängig von Kohlenhydraten. Wo auch immer auf der Welt Sie sind, werden Sie vermutlich ein kohlenhydratreiches Frühstück (Flocken, Toast, Muffins), Mittagessen (Sandwich) und Abendessen (Kartoffeln, Nudeln, Reis) zu sich nehmen und zu den Zwischenmahlzeiten jede Menge Weißmehl und Zucker (Kekse, Kuchen, Gebäck, Süßigkeiten) knabbern. In jeder Stadt werden Sie Fastfood-Verkaufsstellen finden, und weltweit steigt der Anteil derjenigen, die sich im Wesentlichen von fertigen, zuckerreichen Dingen ernähren.

Die Amerikaner verzehren heute pro Person und Jahr 40 Kilogramm zugesetzten Zucker, die Deutschen sind mit schockierenden 36 Kilogramm von dem weißen Zeug nicht viel besser. Selbst China scheint entschlossen, bis 2020 zum größten Zuckerkonsumenten der Welt zu werden. Der Verbrauch dort verdoppelt sich alle 20 Jahre, und Vorhersagen vermuten, dass der Pro-Kopf-Verbrauch den im Westen bald schon übertreffen wird.

Gleichzeitig steigt die Zahl der Übergewichtigen, und Herzkrankheiten sind nach wie vor die Todesursache Nummer eins.

Irgendetwas läuft da ganz eindeutig falsch.

Könnte es sein, dass die Nahrungsmittelindustrie uns mit ständigen Werbekampagnen und allgegenwärtiger Verfügbarkeit – ganz zu schweigen von der Finanzierung öffentlicher und wissenschaftlicher Einrichtungen – in die falsche Richtung steuert?

Die Keton-Cops: Anschlag gegen Atkins

Meiner Ansicht nach war Dr. Robert Atkins seiner Zeit voraus. Schon in den siebziger Jahren hatte der Kardiologe aus den USA den Verdacht, die Low-Fat-Botschaft könnte falsch sein, und entwickelte seine heute weltberühmte Atkins-Diät.

Sein Plan gegen die Übergewicht-Krise war eine Ernährung, die die Zufuhr von Kohlenhydraten drastisch reduzierte (keine Kartoffeln oder Nudeln, kein Brot oder Reis, selbst stärkehaltige Gemüse wie Karotten und Mais wurden gestrichen) und stattdessen Fett (auch gesättigte Fettsäuren) zuließ, außerdem große Mengen an Eiweiß (Fleisch, Fisch etc.).

Das klang schockierend und widersprach dem gesunden Menschenverstand – aber es funktionierte. Millionen folgten dieser Diät, und viele nahmen drastisch und mühelos ab. Sie waren sogar glücklich dabei.

Dr. Atkins konnte sogar beweisen, dass seine »fettreiche« Diät das Risiko für Herzkrankheiten nicht erhöhte.

Gute Sache, nicht wahr?

Nun ja. Das medizinische und wissenschaftliche Establishment war empört, und viele stellten Atkins an den Pranger.

Als das Thema seinen Höhepunkt erreichte, war ich Apotheker und konnte unzählige Ärzte zu dem Thema befragen. Sie verurteilten diese Diät ausnahmslos, bezeichneten sie sogar als gefährlich. Wenn ich weiterfragte, bekam ich fast immer Folgendes zu hören: »Zu viel Eiweiß ist ungesund.«

Nach ein paar Jahren fiel die Atkins-Diät in Ungnade, so sehr, dass seine Firma nach seinem Tod bald Konkurs anmelden musste.

Was war da falsch gelaufen? Neuere Studien zeigen, dass die Atkins-Diät aus einem ganz einfachen Grund bald die öffentliche Unterstützung verlor: Eine Ernährung ohne Kohlenhydrate lässt sich über längere Zeit kaum durchhalten. Denn wir brauchen eine gewisse Menge von Kohlenhydraten. Es ist nicht nur schwierig, in unserer modernen Welt ohne Kohlenhydrate zu überleben (oder jedenfalls ihrer niemals nachlassenden Allgegenwart zu widerstehen), sondern der Mensch ist von der Evolution nicht dafür gemacht.

Es gibt allerdings viele Hinweise darauf, dass Atkins auf der richtigen Spur war, und ich habe einige seiner Ansätze bei der Entwicklung der Honig-Diät übernommen. Die Honig-Diät ist keine Diät vom Typ Atkins – ich will auf keinen Fall Kohlenhydrate verbieten –, aber sie zielt darauf ab, die Zufuhr von Zucker und *raffinierten* Kohlenhydraten zu reduzieren, die nach meiner festen Überzeugung die treibende Kraft bei der heuten Entwicklung zur Fettleibigkeit sind.

Zucker – das wahre Übel

Während des größten Teils unserer Evolutionsgeschichte waren Zucker und kohlenhydratreiche Nahrungsmittel eher knapp. Unsere Vorfahren haben Früchte und Beeren gesammelt, aber es gab noch nicht die hochenergetischen Getreide- und Reissorten, die erst sehr spät Eingang in die menschliche Ernährung gefunden haben.

Nach dem Zweiten Weltkrieg wurde Zucker allgemein verfügbar. Die Preise sanken, und es gab neue, verführerische verarbeitete Lebensmittel. Allmählich stieg der Zuckerkonsum.

Der Ernährungskreis, der von der Deutschen Gesellschaft für Ernährung empfohlen wird, basiert auf Kohlenhydraten: Brot, Nudeln, Reis und Kartoffeln sollen den Hauptteil unserer Nahrungsaufnahme ausmachen. Aber wenn wir Brot und Nudeln aus Weißmehl, geschälten Reis, Süßigkeiten, Trockenobst, Kekse, Kuchen, Brotaufstriche und Marmeladen, Frühstücksflocken und andere kalorienreiche Nahrungsmittel und Snacks zu uns nehmen, steigt unser Blutzuckerspiegel. Der Körper reagiert mit der Ausschüttung des Hormons Insulin, das den Zucker auf intelligente Weise aus dem Blut entfernt und dafür sorgt, dass er als Fett gespeichert wird.

Das Problem besteht darin, dass man uns 50 Jahre lang durch falsche Ernährungshinweise in dem Glauben gelassen hat, kohlenhydratreiches Essen sei gesund. Die Menschen sind aber nicht von zu viel Fett in ihrem Essen dick geworden, sondern von dem vielen Zucker, den ihr Körper in Fett umwandelt.

Schlemmerei und Gier?

Die Annahme, wir würden dick, weil wir so gierig seien, ist ein weitverbreitetes Missverständnis. Aber ich glaube gar nicht, dass Menschen gierig sind. Im Gegensatz zu den meisten Tieren teilen wir unsere Nahrung schon im Alltag mit unserer Familie, mit Freunden und anderen Menschen, vor allem aber bei festlichen Gelegenheiten.

Und doch essen wir auf einmal viel mehr, als wir brauchen. Was passiert da?

Ein Grund für den zu hohen Konsum ist, dass wir, anders als frühere Generationen, unbeschränkten Zugang zu billigen Lebensmitteln mit hohem Kaloriengehalt haben. An jeder Tankstelle und an vielen anderen Orten können wir rund um die Uhr Snacks kaufen. Wir sind bei nie mehr als ein paar Meter von leicht zugänglichen, zuckerreichen Lebensmitteln entfernt. Vorbei sind die Zeiten, da wir drei kräftige, selbst zubereitete Mahlzeiten am Küchentisch zu uns nahmen, wie es noch in meiner Kindheit der Fall war. Heute essen wir den ganzen Tag.

Der Anti-Zucker-»Papst« Professor Robert Lustig gibt »Big Food« die Schuld: den großen globalen Produzenten verarbeiteter, zucker- und fettreicher Lebensmittel. Diese, sagt er, seien keinen Deut besser als die Tabakindustrie, indem sie ständig mit riesigem Profit ungesunde, suchterzeugende Produkte auf den Markt werfen und auch nicht die Absicht haben, daran etwas zu ändern.

Und er hat recht. Ja, wir essen mehr als zu irgendeiner früheren Zeit in unserer Geschichte. Aber ich glaube, das Problem ist nicht die Gier, sondern der Hunger. Kein körperlicher Hunger (die meisten Menschen essen viel zu viel, als dass wir noch wüssten, was das ist), sondern Hunger im Gehirn.

Warum unser Gehirn Hunger leidet

Ich habe die letzten 15 Jahre damit zugebracht, Ernährung und Stoffwechsel zu untersuchen, und ich bin überzeugt, dass das Problem in der Art und Weise liegt, wie der Körper auf den Zuckerüberschuss in der modernen Ernährung reagiert.

In den fünfziger Jahren entwickelte ein bekannter amerikanischer Ernährungswissenschaftler namens Jean Mayer eine interessante neue Theorie zum Thema Appetitkontrolle. Er stellte fest, dass das Gehirn und nicht der Magen den Appetit anregt und hemmt und dass der Blutzuckerspiegel dabei eine wichtige Rolle spielt.

Seine These war: Wenn wir eine Weile nichts essen und der Blutzuckerspiegel fällt, dann wird das Gehirn (das ja ständig Glukose als Treibstoff braucht und jedes noch so geringe Absinken sehr sensibel registriert) dies bemerken. Es setzt dann eine Kommandokette in Form von Stress- und Appetithormonen in Bewegung, die alle Voraussetzungen für die Nahrungssuche und -aufnahme auslöst. Früher hieß das »Auf zum Sammeln und Jagen!«, heute sind es unwiderstehliche Essgelüste.

Es ist kein Zufall, dass es bei diesen Essgelüsten fast immer um etwas Süßes geht: sehr oft um Schokolade. Das Gehirn glaubt, es brauche Zucker, und zwar schnell. Das Problem ist nur, dass wir nicht bei einem Keks oder einem Stück Schokolade bleiben. Wenn die Essgelüste zuschlagen, essen wir oft viel zu viel.

Meine Forschungen zeigen, dass der Körper mit zu viel Glukose überschwemmt wird, wenn man große Mengen zuckerhaltiger Lebensmittel zu sich nimmt. Wenn diese Glukose das Gehirn erreichen würde, käme es auch hier zu einer Überschwemmung, mit schädlichen Folgen für das empfindliche Gewebe. Und deshalb löst das Gehirn einen extrem cleveren Schutzmechanismus aus.

Die *iPump*

Wie schon gesagt, gibt es bei gesunden Menschen mit einer gesunden Ernährung einen effizienten Transportmechanismus namens »zerebrale Pumpe« *(iPump)*. Sie funktioniert als Sensor und gibt genau abgemessene Glukosemengen aus dem Blut an die Neuronen – die Arbeitspferde des Gehirns – weiter. Eine Schwemme von Glukose im Blut legt allerdings einen Schalter um und schließt die *iPump*.

Diese Pumpe besteht aus vielen Millionen mikroskopisch kleiner Einzelpumpen in bestimmten Gehirnzellen, die Gliazellen genannt werden. Dies sind die »Futterzellen« des Gehirns, von denen es mehr als zehnmal so viele gibt wie »Denkzellen« *(Neuronen)*. Ihre einzige Aufgabe ist die genaue Kontrolle der Treibstoffzufuhr zu den Neuronen, damit das Gehirn richtig arbeiten kann.

Jedes energieverbrauchende System, sei es elektrisch oder mechanisch, muss seine Versorgung kontrollieren. Wenn der Zustrom zu hoch oder zu stark wird, löst das normalerweise eine unfehlbare Sicherung aus und verhindert das Schlimmste.

Genauso funktioniert das auch im Gehirn. Ein Zuckerüberschuss legt den Schalter der *iPump* um und blockiert auch noch den letzten Tropfen Treibstoff.

Wenn die *iPump* abgeschaltet ist, bekommt das Gehirn nur noch das Minimum an Treibstoff, das es unbedingt braucht (ähnlich wie das schwache, batteriebetriebene Notlicht, das auch dann noch leuchtet, wenn der Strom ausfällt), wird aber von dem zu hohen Blutzuckerspiegel abgeschirmt. Das heißt: Egal, wie viel Sie essen, Ihr Gehirn bleibt stabil und wird vor einem schädlichen Überschuss geschützt. Dieser fantastische Selbstschutz ist absolut sinnvoll und logisch.

Allerdings hat unser Gehirn dieses System zu einer Zeit entwickelt, als es eher wenig zu essen gab. Es löst das Überschussproblem, indem es die *iPump* so lange geschlossen hält, wie die Zufuhr zuckerhaltiger Nahrungsmittel anhält. Über viele Jahrhunderte war dieser Vorgang nicht von langer Dauer, denn es gab nur kurzzeitig so reichlich zu essen (nach einer Jagd oder unmittelbar nach der Ernte). Dann wurde die Nahrung wieder knapp, der Blutzuckerspiegel sank, und die *iPump* arbeitete wieder ganz gewöhnlich. Die Neuronen bekamen ausreichend Nahrung, alles lief wieder ganz normal.

Ich glaube, der ganze Vorgang ist nur deshalb zum Problem geworden, weil das empfindliche System unseres Gehirns mit den riesigen Nahrungsmengen unserer heutigen Zeit nicht fertig wird.

Wenn Sie vor einem riesigen Büfett stehen, das sich unter dem vielen Essen biegt, oder wenn sie durch ein Einkaufszentrum gehen, wo an jedem zweiten Stand süße, fettige, verführerische Köstlichkeiten verkauft werden, dann essen Sie wahrscheinlich – wie die meisten – ständig weiter. Aber wenn Sie das tun, wenn Sie auf Ihren Körper hören und immer wieder ans Büfett gehen, dann wird Ihre *iPump* abschalten, um das Gehirn vor dem Übermaß an Zucker zu schützen. Und das heißt: Nur ein winziges Rinnsal an Treibstoff dringt bis zu Ihrem Gehirn vor, gerade genug, damit es im Notfallmodus funktioniert.

Dann wird es nicht lange dauern, bis Ihr Gehirn Hunger

Die *iPump* in Aktion

Im Gehirn erledigen die Neuronen die Denkarbeit, die Gliazellen schützen und ernähren sie. Jede Gliazelle enthält eine mikroskopisch kleine *iPump*, die den Blutzuckerspiegel überwacht und den Neuronen Treibstoff zuführt. Wenn die *iPump* zu viel Zucker und Insulin im Blut feststellt, drosselt sie die Zufuhr, um die Neuronen vor einem Überschuss zu schützen, und lässt nur noch die absolut notwendige Menge Treibstoff durch.

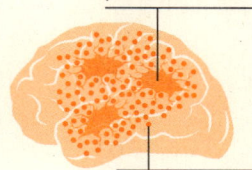

Neuronen, die Arbeits-
pferde des Gehirns

Gliazellen: Futterzel-
len für die Neuronen

Zuckerreiche Ernährung Zu viel Glukose/Insulin	Honig-Ernährung Glukose/Insulin normal

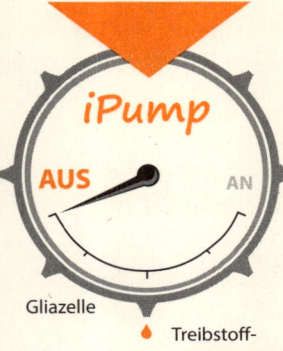

iPump

AUS   AN

Gliazelle

Treibstoff-
versorgung

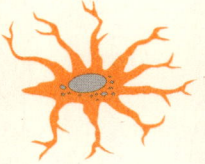

Gestresste, hungrige
Neuronen

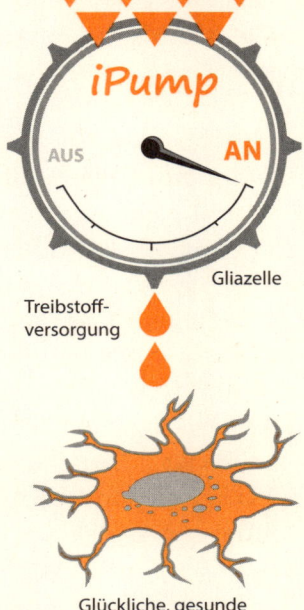

iPump

AUS   **AN**

Gliazelle

Treibstoff-
versorgung

Glückliche, gesunde
Neuronen

bekommt, weil die lechzenden Neuronen Notsignale aussenden, um wieder mehr Treibstoff zu bekommen. Und deshalb ist das Büfett, sind die Donuts so verführerisch.

Das Gehirn ist extrem egoistisch und denkt nur an sein eigenes Überleben, notfalls auf Kosten des restlichen Körpers. Ein hungriges Gehirn zeigt Stressreaktionen, damit Sie mehr essen, und sorgt für die Ausschüttung von Appetithormonen.

Aber jedes Mal, wenn Sie wieder essen, wird der Überschuss noch größer, und das Gehirn bekommt noch mehr Hunger. So geraten Sie in einen Teufelskreis unkontrollierten Essens, während die *iPump* ständig die Nahrungszufuhr im Gehirn drosselt. Ich glaube, das erklärt, wie es zu dem inzwischen beunruhigend normalen Phänomen von Übergewichtigen kommt, die zu dick für einen normalen Alltag sind und die trotzdem immer weiteressen.

Spielt sich das alles nur im Kopf ab?

Ernährungswissenschaftler und Gesundheitsexperten sprechen von Essgelüsten als »psychologischem Hunger«, und jahrzehntelang haben Menschen ihre Willensschwäche beklagt, ihre lächerliche Unfähigkeit, dem Schokoriegel, dem Burger, der großen Tüte Popcorn zu widerstehen, die sie doch eigentlich gar nicht brauchen.

Aber der Drang, ständig zu essen, ist kein eingebildeter Hunger. Es kann sein, dass Sie echte Hungergefühle haben, selbst nachdem Sie sich mit einer Riesenportion Essen vollgestopft haben.

Wenn Sie sich ungesund und mit viel Zucker ernähren, stehen die Chancen leider gut, dass Ihr Gehirn ganz allmählich verhungert. Wenn Ihre *iPump* die Nahrungszufuhr drosselt, kann Ihr Körper im Zucker schwimmen: Ihr Gehirn ist trotzdem immer hungrig.

Wissenschaftler nutzen bildgebende Verfahren, um herauszufinden, was passiert, wenn sie Leuten Bilder von Hamburgern, Kuchen und Keksen zeigen. Dabei stellen sie fest, dass bei Menschen, die zu Übergewicht neigen, spezielle Gehirnregionen aufleuchten.

Bei einer Studie aus dem Jahr 2013 an der Universität von Colorado zeigte man übergewichtigen und schlanken Personen Bilder von kalorienreichen Nahrungsmitteln, und zwar vor und nach dem Verzehr einer Mahlzeit. Die Gehirnscans der Übergewichtigen zeigten eine stärkere Reaktion in den Belohnungszentren ihres Gehirns als die der Schlanken.

Wenn Sie übergewichtig sind, ist Ihre *iPump* vermutlich ständig abgeschaltet, Ihr Gehirn leidet unter chronischem Hunger – und deshalb denkt es viel mehr ans Essen.

Natürlich würde man erwarten, dass die Reaktion *vor* einer Mahlzeit stärker wäre, aber so unglaublich es ist: Bei übergewichtigen Personen zeigte sich dieselbe verstärkte Reaktion auch *nach* einer Mahlzeit. Damit ist klar, dass hier etwas grundsätzlich falsch läuft.

Zudem rufen zuckerhaltige Nahrungsmittel bei Übergewichtigen die stärkste Reaktion hervor – also genau der Treibstoff, den ihr Gehirn verlangt.

Essgelüste sind also ganz eindeutig ein physiologisches und nicht nur ein psychologisches Phänomen.

Wenn Sie beispielsweise ein Burger-Restaurant betreten, freuen Sie sich vermutlich auf Ihren Lieblings-Cheeseburger. Je näher Sie dem gewünschten Essen kommen, desto mehr entspannen Sie sich. Die Vorfreude sorgt nämlich für die Ausschüttung einer Reihe von Hormonen, darunter Serotonin, das Wohlfühlhormon, das die Stimmung aufhellt und Ihren Körper aufs Essen vorbereitet. Außerdem wird das Dopamin mit seinem Belohnungssystem aktiviert: ein Hormon, das einen dazu veranlasst, mehr von immer demselben zu suchen. Genau deshalb ist Dopamin auch das Schlüsselhormon für verschiedene Formen der Sucht.

Das Dopamin flutet also die Rezeptoren im Gehirn und macht entspannt und glücklich. Das Gehirn weiß, dass es gleich die Energie bekommt, die es braucht. In diesem Moment, unmittelbar bevor Sie Ihr Lieblingsessen bekommen, fühlen Sie sich ausgesprochen gut. Aber während Sie den Hamburger auspacken, schüttet Ihre Bauchspeicheldrüse im Vorgriff auf den Zucker, der gleich kommen wird, eine Welle von Insulin aus. Zehn Minuten später, wenn Sie fertig gegessen haben, fühlen Sie sich zufrieden. Aber schauen Sie mal auf die Uhr: Nach weiteren 15 Minuten ist es schon wieder anders – Sie sind vielleicht ein bisschen unruhig.

Der Zustrom von verarbeiteten Nahrungsmitteln hat Ihren Blutzucker- und Insulinspiegel nach oben getrieben, und aller Wahrscheinlichkeit nach hat Ihre *iPump* die Nahrungszufuhr zum Gehirn abgeschaltet. Darüber ist Ihr Gehirn aber gar nicht froh. Es hat nicht die Zuckermenge bekommen, die es erwartete, und jetzt würde es Sie am liebsten losschicken, damit Sie es noch einmal versuchen.

Da ist also eindeutig etwas schiefgegangen. In Ihrem Blut befindet sich jede Menge Glukose und Fett, an Energie fehlt es also nicht, aber Ihre *iPump* ist auf »Drosseln« geschaltet, und Ihr Gehirn – das bei weitem gierigste Organ in Ihrem Körper – hat immer noch Hunger.

Das hungrige Gehirn in Aktion

Während des *Edinburgh Festivals* 2011 traf ich mich mit ein paar Freunden im Theatercafé. In unserer Nähe saßen einige junge Schauspieler, die über ihre Arbeit diskutierten und sich auf die nächste Probe vorbereiteten. Unter ihnen war eine junge Frau Mitte zwanzig, die ganz klar übergewichtig war, während der Diskussion aber ständig aß. Als die Gruppe zu der Probe ins Theater ging, kam sie noch mal heraus, holte Brot aus ihrer Tasche, bestrich es mit Butter und Aufstrich und aß das provisorische Sandwich rasend schnell (in wenigen Sekunden) auf, bevor sie zurück ins Theater ging. Nach einer Viertelstunde kam sie wieder, und das Ganze wiederholte sich. Und so weiter, zwei Stunden lang, alle 15 Minuten.

Für mich war das ein Musterbeispiel der *iPump* in Aktion. Ich glaube, die Energie des Essens erreichte nicht in ausreichendem Maße ihr Gehirn, um die Hungersignale irgendwann abzuschalten.

Tatsächlich wurde der Appetit mit jedem Sandwich größer. Der zuckerhaltige Aufstrich und das weiße, pappige Brot trieben den Blutzuckerspiegel nach oben, so dass die *iPump* die Zuckerzufuhr zum Gehirn immer weiter drosselte. Die junge Frau war schon übergewichtig, litt also vermutlich außerdem an einer Insulinresistenz (wie die meisten Übergewichtigen), so dass die *iPump* noch schneller ansprang.

Ihr Gehirn war wahrscheinlich kurz vor dem Verhungern und schickte ihr unwiderstehliche Essgelüste, vergrößerte aber mit jeder Runde das Problem und sorgte für immer noch mehr Appetit. Die Versorgungssysteme der jungen

Frau waren in einem absoluten Alarmzustand und zwangen sie, immer mehr zu essen. Aber ihr war offensichtlich gar nicht klar, welche Vorgänge in ihr abliefen.

2

Schlafen wie ein Baby

Die meisten Menschen glauben, der Schlaf sei eine Zeit der Ruhe für Körper und Gehirn, aber in Wirklichkeit kann von nächtlichem Stillstand überhaupt keine Rede sein. Wir sind uns dessen zwar nicht bewusst, aber die Nacht ist eine Zeit großer Aktivität. Unsere Zellen müssen von geschädigtem Gewebe und Giftstoffen befreit werden; Zellen, Muskeln und sogar die winzigsten Sehnen müssen erneuert werden. Diese nächtliche Regeneration ist ein riesiges, energieraubendes logistisches Unterfangen, bei dem alles Mögliche abgebaut, wegtransportiert und wieder aufgebaut wird. Das Gehirn ist dabei die ganze Zeit sehr beschäftigt und steuert den gesamten Prozess, damit wir am Morgen in mentaler und physischer Bestform erwachen: bereit für den neuen Tag.

Wenn alles optimal läuft, verbraucht der Körper bei diesem Vorgang Fett. In einer guten Nacht sollten Sie also beträchtliche Mengen Körperfett verbrauchen, während sie einfach ganz ruhig im Bett liegen.

Ganz klar: Wenn Sie abnehmen wollen, sollten Sie diese Möglichkeit nutzen. Aber viele nutzen sie nicht wirklich. Denn wenn Sie tatsächlich abnehmen wollen, reicht es nicht, sich anders zu ernähren und mehr zu bewegen. Sie brauchen außerdem acht Stunden richtig guten Schlaf, und das jede Nacht, wenn Sie diese fantastische Gelegenheit zur nächtlichen Fettverbrennung nutzen wollen.

Warum Ihr Körper im Schlaf mehr Fett verbrennt als beim Sport

In einer Folge der BBC-Serie *Horizon* führte der Medizinjournalist Dr. Michael Mosley gemeinsam mit Spezialisten von der Universität Glasgow ein Experiment durch, bei dem sich zeigte, dass ein anstrengendes 90-minütiges Sportprogramm nur 9,5 Gramm Körperfett verbrannte. Eine enttäuschend kleine Menge angesichts einer anderthalbstündigen schweißtreibenden Anstrengung. Umso faszinierender war es, als die Wissenschaftler Dr. Mosleys Stoffwechsel in der folgenden Nacht untersuchten: Im Schlaf hatte er fünfmal so viel Fett verbrannt, nämlich 49 Gramm.

Nun sind anderthalb Stunden Training eine ganze Menge, aber andere Untersuchungen bestätigen Mosleys Ergebnisse und zeigen, dass Sie in der Nacht erhebliche Mengen Körperfett verbrennen können, selbst wenn Sie tagsüber gar keinen Sport getrieben haben. Die Ergebnisse unterscheiden sich ein wenig, aber ich schätze, Sie können um die 65 Gramm Fett verbrennen. Den siebenfachen Wert eines 90-minütigen Trainings – und das ganz ohne jede Mühe! In einer Woche würden Sie so um die 450 Gramm Fett verbrennen, in einem Monat drei Kilo. Ohne jede Diät, ohne jedes Training.

Das klingt zu schön, um wahr zu sein, und tatsächlich gibt es dabei eine Bedingung, die für das Abnehmen mit dem Superfood Honig von größter Wichtigkeit ist. Um in der Nacht wirklich so viel Fett zu verbrennen, muss Ihr Körper vollkommen im Gleichgewicht sein. Ihr Gehirn darf in der Nacht auf keinen Fall Hunger bekommen.

Denn wenn Sie schlecht oder unruhig schlafen, weil Sie hungrig zu Bett gehen oder weil Ihr Gehirn in der Nacht Hunger oder Stress empfindet, dann stoppen die Stresshormone auf der Stelle die gesamte Regeneration, und dann wird auch kein Fett verbrannt. Untersuchungen zeigen, dass der Fettabbau nur im Tiefschlaf mit den langsamen Delta-Gehirnwellen stattfindet, also in der Phase, in der die Regeneration und Reparaturarbeit in Schwung kommt. Dieser Schlaf findet aber nicht statt, wenn Sie sich einfach nur hinlegen und die Augen zumachen oder wenn Sie schlecht schlafen.

Ich bin überzeugt, einer der Gründe für die furchterregend rasche Gewichtszunahme bei so vielen Menschen liegt darin, dass sie nicht mehr tief und fest schlafen können. Deshalb regeneriert sich ihr Körper nicht ausreichend, die Reparaturarbeiten finden nicht statt, und sie verbrennen kein Fett.

Schlechter Schlaf ist tödlich

Abgesehen davon, dass wir die zusätzliche Fettverbrennung nicht nutzen können, ist schlechter Schlaf auch eine Katastrophe für unsere mentale und physische Gesundheit.

Es kann kein Zweifel daran bestehen, dass Schlafentzug sehr, sehr schlecht für das Gehirn ist. Er schadet dem Gedächtnis, der Lernfähigkeit, der Konzentration und Aufmerksamkeit, der Reaktionszeit und sogar der Fähigkeit, ganz einfache alltägliche Aufgaben zu erledigen. Junge Eltern wissen, dass man sich nach einigen unruhigen Nächten erschöpft, verwirrt und desorientiert fühlt, dass man manchmal sogar unter Übelkeit leidet und dass das Gehirn einfach nicht mehr richtig arbeiten will.

Kein Wunder, dass Schlafentzug auch als Foltermethode benutzt wird.

In den letzten zehn Jahren haben Wissenschaftler aber auch die These entwickelt, dass schlechter Schlaf mit Störungen und

Krankheiten wie Übergewicht, Diabetes und Herzleiden zu tun haben könnte. Und möglicherweise ist das nur die Spitze des Eisbergs. Auch Erscheinungen wie Osteoporose, Depressionen, Unfruchtbarkeit, Immunschwäche, Schwächungen des Gedächtnisses und der Denkleistung sowie neurodegenerative Krankheiten wie Alzheimer könnten mit schlechtem Schlaf in Verbindung stehen.

Einige Studien zeigen auch, dass Schlafentzug die Entstehung neuer Gehirnzellen verhindert, die wir dringend brauchen, um Neues zu lernen und ein aktives Gedächtnis zu bewahren. Denn während wir schlafen, wandern die Inhalte unseres Kurzzeitgedächtnisses aus dem ersten Speicher im Hippocampus in den Cortex, also ins Langzeitgedächtnis. Und wenn wir schlecht schlafen, passiert dieser Transfer nicht.

Chronischer Schlafmangel hat also einen schleichenden, aber tödlichen Effekt auf unseren Körper und unser Gehirn. Für mich kann kein Zweifel daran bestehen, dass wir alle viel gesünder wären, länger leben und langsamer altern würden, wenn wir genug Schlaf bekämen. Und dann würden wir auch nicht so schnell zunehmen.

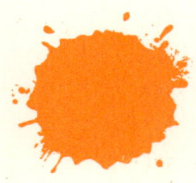

Warum schlechter Schlaf dick macht

Zahlreiche Studien ziehen eine Verbindung zwischen schlechtem Schlaf und Gewichtszunahme. So untersuchten im Jahr 2008 Wissenschaftler von der Universität Cleveland in Ohio 36 Studenten aus unterschiedlichen Ländern und kamen zu folgendem Schluss: »Zu wenig Schlaf geht mit Gewichtszunahme einher, vor allem bei jüngeren Menschen.«

Wenn wir schlecht geschlafen haben, neigen wir dazu, am nächsten Tag mehr zu essen. Wir glauben vielleicht, dass wir uns mit Zucker aufbauen können, aber ich bin sicher, wir betreiben diesen Vorgang gar nicht bewusst: Das tut unser gestresstes, hungriges Gehirn.

Eve van Cauter von der Universität Chicago hat ein Experiment durchgeführt, bei dem sie ansonsten gesunde junge Männer nur zwei Nächte lang am Durchschlafen hinderte. Schon dieser geringe Schlafmangel sorgte für einen erhöhten Spiegel des Appetithormons Ghrelin, und die bedauernswerten Studenten klagten über mehr Hunger (Steigerung um bis zu 24 Prozent) und Appetit (23 Prozent) wie auch über starke Gelüste nach kalorienreichen Nahrungsmitteln (33 bis 45 Prozent).

Die Auswirkungen sind deutlich und beunruhigend. Wenn schon nach zwei Nächten mit Schlafentzug solche Ergebnisse auftreten, was ist dann bei chronischem Schlafmangel zu befürchten, unter dem viele Menschen leiden? Schauen Sie sich die vielen übergewichtigen Menschen in Ihrer Umgebung an, dann wissen Sie, was ich meine.

Warum können wir nicht schlafen?

Leider ist guter Schlaf in zunehmendem Maße selten und kostbar geworden. Nur wenige Menschen in den westlichen Industrienationen bekommen überhaupt noch die acht Stunden Erholungs- und Reparaturzeit, die ihr Körper braucht.

Nach Aussage der *Studie zur Gesundheit Erwachsener in Deutschland* von 2013 können etwa ein Drittel der Erwachsenen in Deutschland nicht mehr gut schlafen. Frauen sind zweimal häufiger davon betroffen als Männer.

In den USA sieht es ähnlich aus. Die American Sleep Association geht davon aus, dass die meisten Amerikaner jede Nacht zwei Stunden zu wenig schlafen.

Natürlich können wir alle möglichen Gründe dafür finden, dass wir nachts nicht genug Schlaf finden: ein aktives Leben, zu viel Essen, ein überstimuliertes Gehirn, die Wechseljahre, das Licht, der Lärm, der Verkehr oder das Vogelgezwitscher … Aber ich bin überzeugt, die grassierende Schlaflosigkeit unserer Zeit wird viel häufiger von einem der beiden folgenden Faktoren (oder beiden) verursacht:

1. Die moderne Ernährung mit viel Kohlenhydraten und Fastfood schaltet die *iPump* ab und setzt eine Ausschüttung von Hormonen und anderen Stoffen in Gang, was wiederum zu unruhigem Schlaf führt.

2. Wir nehmen unsere letzte Mahlzeit am frühen Abend zu uns. Auf diese Weise hat das Gehirn später nicht genug Treibstoffreserven, um gut durch die Nacht zu kommen. Und wieder wird eine Flut von Hormonen und anderen Stoffen ausgelöst. Und unruhiger Schlaf ist die Folge.

Was tut die *iPump* in der Nacht?

Wenn Sie sich angewöhnt haben, stark verarbeitete, zucker-reiche Lebensmittel und Fastfood zu sich zu nehmen und Ihr Essen mit einem oder zwei Gläsern Wein hinunterzuspülen, dann ist die Wahrscheinlichkeit groß, dass der hohe Blutzuckerspiegel Ihre *iPump* auf »Drosseln« geschaltet hat.

Das heißt, Sie schlafen vielleicht ganz gut ein, aber Ihr Schlaf ist nicht tief und bringt Ihnen keine wirkliche Erholung. Solange Ihre *iPump* abgeschaltet ist, bekommt Ihr Gehirn zu wenig Treibstoff und wird bald wieder hungrig.

Dann sorgt es für die Ausschüttung von Stresshormonen, um die Glukosereserven in der Leber zu aktivieren, aber solange die *iPump* die Zufuhr drosselt, dringen auch diese Nährstoffe nicht zu ihm vor. Es bekommt also noch mehr Hunger. Als Nächstes schickt es Stresshormone los, um Muskeleiweiß in Treibstoff umzuwandeln – wieder vergeblich.

Und so schlafen Sie die ganze Nacht unruhig, während die Stresshormone durch Ihren Körper strömen und jede Menge Schaden anrichten. Am Morgen wachen Sie dann erschöpft und hungrig auf, Ihnen ist vielleicht sogar übel. Aber vor allem sind Sie auf dem besten Wege, zuzunehmen.

Wenn Sie am Abend gut, aber zu früh essen (wie seit längerer Zeit von Gesundheitsexperten empfohlen wird), dann fallen Sie einem ganz ähnlichen Mechanismus zum Opfer, weil Ihr Gehirn befürchtet, dass der Brennstoffvorrat in seinen Reservetanks nicht bis zum Frühstück reicht.

Das gierige Gehirn

Das menschliche Gehirn ist ziemlich klein, aber so komplex aufgebaut, dass es 22-mal so viel Energie verbraucht wie jedes andere Körpergewebe. Und wenn es Hunger hat, ist es sehr, sehr fordernd.

Mit seinen 1,5 Kilo Gewicht macht es nur rund 2 Prozent unserer Körpermasse aus, verbraucht aber um die 6 Gramm Glukose pro Stunde – das entspricht 24 Kalorien. Über einen Zeitraum von 24 Stunden verlangt das Gehirn also 576 Kalorien in Form von Glukose, nur um normal zu funktionieren und zu überleben. Das sind 384 Kalorien pro Kilo Masse.

Wenn der Rest des Körpers ebenso viel Treibstoff brauchen würde, müsste ein Mann mit einem Gewicht von 75 Kilo jeden Tag 28 000 Kalorien zu sich nehmen. Das entspricht 28 Brotlaiben.

Weil das Gehirn aber so viel Treibstoff braucht, ist es sehr fein ausbalanciert. Es braucht unbedingt einen ständigen Zufluss von Glukose, damit es richtig funktioniert – nicht zu viel und nicht zu wenig. Wenn diese Balance stimmt, kann das Gehirn seinen Job erledigen und kontrollieren, was Sie sagen, denken und tun. Es wird alles überwachen, jede einzelne Zelle, die Nerven, die Hormonausschüttung, jede Reaktion und jede Sehne in Ihrem Körper. In der Nacht ist es hauptsächlich damit beschäftigt, den Vorgang der Regeneration und Reparatur im Körper zu steuern – jenen Vorgang, bei dem Fett verbrannt wird.

Aber leider kann man diese Balance sehr leicht stören. Das Gehirn ist unglaublich empfindlich und neigt zu heftigen Überreaktionen, wenn es einen Treibstoffmangel befürchtet. Es hat nur sehr kleine Energiereserven, gerade genug für acht bis zehn Minuten Denkarbeit. Wenn die empfindlichen Sensoren die Möglichkeit registrieren, dass die Vorräte zu Ende gehen könnten (was immer dann der Fall ist, wenn wir ein paar Stunden nichts gegessen haben), reagiert es schnell und dramatisch, um für Abhilfe zu sorgen und die perfekte Regulierung seiner Treibstoffzufuhr zu sichern.

Das Gehirn sendet dann Stresshormone aus, die dafür sorgen, dass es auf die Glukosereserven in speziellen Speichern der Leber zurückgreifen kann.

Aber auch diese Speicher sind nicht sehr groß, und sie werden außerdem oft von anderen Teilen des Körpers als Energiereserve angegriffen, beispielsweise von den Muskeln, dem Herz und den Nieren.

Diese Speicher können maximal 50 bis 75 Gramm Glukose speichern. In der Nacht aber, wenn Sie nichts essen und sie allmählich entleert werden, verlieren sie bis zu 10 Gramm pro Stunde.

Damit die Fettverbrennung in der Nacht funktioniert, muss das Gehirn zufrieden sein, und das heißt, es muss so gut mit Treibstoffvorräten ausgestattet sein, dass es in den acht Stunden bis zum Frühstück reibungslos weiterarbeiten kann.

Wann gibt's Abendessen?

Wenn Sie zu Abend essen, wird die Glukose in Ihrem Blut direkt in die Leber geschickt, um die Speicher für die nächtliche Fastenzeit aufzufüllen. Wenn Sie aber schon um 17 oder 18 Uhr essen (wie es viele Gesundheitsexperten empfehlen), dann reichen die Speicher in der Leber einfach nicht aus, um das Gehirn die ganze Nacht zu versorgen.

Jahrzehntelang haben uns Gesundheitsgurus geraten, zu »frühstücken wie ein König, zu Mittag zu essen wie ein Fürst und zu Abend zu essen wie ein Bettler«. Auf diese Weise sollte ein kohlenhydratreiches Abendessen vermieden werden, das in der Nacht nur in Fett umgewandelt würde.

Ich glaube allerdings inzwischen, dass dieser Rat nur zu Gewichtsproblemen führt und dass die alte Sitte, die in einigen Ländern noch gilt, nämlich eine Hauptmahlzeit am späten Abend zu sich zu nehmen, ungeahnte gesundheitliche Vorteile hat.

Seit jeher essen die Menschen in Spanien, Italien und Südfrankreich erst gegen 22 oder 23 Uhr zu Abend. Viele Generationen lang war es ganz normal, auf diese Weise die Leber gut auszustatten und die Energiespeicher des Gehirns aufzufüllen, bevor man ins Bett ging. Ohne es überhaupt zu merken, sorgten diese Menschen dafür, dass ihr Gehirn die ganze Nacht mit stetig und kontrolliert fließender Energie versorgt wurde, so dass sie gut schliefen, gut verdauten und ihren Körper in einem perfekten Gleichgewicht hielten.

In den letzten 50 Jahren haben aber auch die Menschen in den Mittelmeerländern die Tradition des späten Abendessens aufgegeben. Dies und die zunehmende Verbreitung von Fastfood führen dazu, dass die Zahl der Übergewichtigen und die

Fälle von Diabetes und Demenz nirgendwo so schnell steigen wie dort. Spanien hat inzwischen die dritthöchste Zahl von übergewichtigen Kindern weltweit und wird Amerika bald überholen.

Keine Angst vor Kohlenhydraten am Abend

Neuere Untersuchungen zeigen, dass der Verzehr einer mäßigen Portion Kohlenhydrate beim Abendessen die beste Art ist, die Glukosespeicher der Leber für die Nacht zu füllen. Auf diese Weise bekommt das Gehirn die ganze Zeit ausreichend Nahrung, verursacht keine nächtlichen Stressreaktionen und aktiviert den Regenerations- und Reparaturvorgang, der – ein zusätzlicher Vorteil! – Fett verbrennt.

Eine wichtige Studie arbeitete mit zwei Gruppen übergewichtiger Polizisten, die auf eine kalorienzählende Diät gesetzt wurden. Die Kontrollgruppe durfte ihre Kohlenhydratzufuhr über den ganzen Tag verteilen, die Testgruppe aß nur zum Abendessen Kohlenhydrate. Man erwartete, dass es dieser Gruppe schwerer fallen würde, abzunehmen. Das Ergebnis nach sechs Monaten war jedoch erstaunlich. Die Männer, die nur am Abend Kohlenhydrate zu sich nahmen, hatten mehr Gewicht verloren und zeigten außerdem günstige Veränderungen in ihrem Stoffwechsel. Die Autoren stellten fest: »Eine einfache Veränderung der Kohlenhydratverteilung scheint sich im Vergleich zu den üblichen Diäten gerade bei fettleibigen Personen günstig auszuwirken.«

Zurück zum Mittagsschlaf

Die wunderbare Tradition des Südens, am frühen Nachmittag eine Siesta zu halten, ist in letzter Zeit in Ungnade gefallen. Heutzutage sehen diejenigen, die überhaupt noch eine Mittagspause machen, eher fern oder spielen mit Facebook herum, statt ein Nickerchen zu machen. Aber Untersuchungen zeigen, dass sie damit ihrer Gesundheit schaden. Tatsächlich verbrennen wir bei einem kurzen Mittagsschlaf dreimal so viel Fett, als wenn wir wach bleiben. Der Grund dafür ist vermutlich, dass das Gehirn beim Schlafen genau das tun darf, was es tun sollte: den Regenerationsprozess anstoßen, der Körperfett verbrennt.

Eine großangelegte Studie in Griechenland zeigte, dass der Schlaf nach dem Mittagessen die Gefahr einer Herzerkrankung um 37 Prozent senkt. Ich bin überzeugt, der Grund dafür liegt darin, dass der Körper beim Schlafen eine Pause von den Stresshormonen vom Typ Adrenalin bekommt, die in hohem Maße zur Entstehung von Herzkrankheiten beitragen.

Nach einem gesunden Mittagessen sind die Glukosespeicher der Leber gut gefüllt, dem Gehirn steht also genug Nahrung zur Verfügung, und es ist in der richtigen Verfassung, um die Regeneration und Reparatur zu starten. Das vertraute Gefühl von Dumpfheit und Schläfrigkeit nach dem Mittagessen ist also nur ein Signal des Gehirns, dass es optimal versorgt und entspannt ist – eine gute Gelegenheit für ein bisschen Erholung, Reparaturarbeiten und Fettverbrennung.

Warum das Superfood Honig Ihnen bei der nächtlichen Fettverbrennung hilft

Wenn der Körper für seine nächtliche Regeneration und Reparatur Fett verbrennt, sobald wir gut schlafen, dann haben wir hier eine unglaubliche, viel zu wenig genutzte Möglichkeit zum Abnehmen. Studien seit den fünfziger Jahren zeigen allerdings, dass dieser Vorgang nur dann richtig in Gang kommt, wenn die Glykogenspeicher in der Leber kurz vor dem Einschlafen bis zum Anschlag gefüllt sind.

Denn diese Glykogenspeicher werden als Reservetanks für das Gehirn benötigt. Das Gehirn lässt Reparaturen und Regeneration (und damit auch die Fettverbrennung) nämlich nicht zu, wenn es Hunger hat. Sobald es auch nur den leisesten Verdacht hat, seine Treibstoffversorgung könnte in Gefahr sein, setzt es chemische Reaktionen in Gang, um den Treibstoff aus anderen Quellen zu erhalten. In dieser Zeit werden alle anderen Aktivitäten eingestellt.

Wenn die Sensoren im Gehirn feststellen, dass die Glykogenspeicher nahezu leer sind, wird es hektisch und schreit nach Glukose aus allen möglichen anderen Quellen. Wenn das nichts nützt, greift es zu stärkeren Mitteln und schüttet das Stresshormon Cortisol aus (das in Verbindung mit Glukagon arbeitet), um Glukose aus dem Abbau von Muskelfasern herzustellen. Eine Art Selbst-Kannibalismus kommt in Gang.

Sobald diese Stresshormone den Organismus überschwemmen, stören sie den Schlaf, schädigen empfindliches Gewebe im ganzen Körper und stoppen – vor allem – den Regenerations- und Reparaturvorgang. Und das heißt, Sie verbrennen kein Fett.

Sie können Ihre Glykogenspeicher in der Leber füllen,

bevor Sie zu Bett gehen, indem Sie ENTWEDER ein nahrhaftes, ausgewogenes SPÄTES Abendessen zu sich nehmen (dann schickt der Körper die Glukose aus dem Essen in die Speicher). ODER Sie »täuschen« Ihren Körper, und zwar durch ein paar Löffel Honig vor dem Schlafengehen.

Im Gegensatz zu dem Zucker in einem anderen süßen Schlaftrunk wird die Glukose aus dem Honig nämlich direkt in die Glykogenspeicher der Leber umgeleitet – wo sie als nächtliche Reserve fürs Gehirn gebraucht wird. Auf diese Weise hat das Gehirn genug Treibstoff, die *iPump* arbeitet richtig, und die fettverbrennende Regeneration kann einsetzen.

Nach meinen Berechnungen brauchen Sie ein bis zwei Esslöffel voll Honig, um die Glykogenspeicher in der Leber vor dem Schlafengehen zu füllen. Auf diese Weise schlafen Sie gut, und Ihr Körper regeneriert sich, so dass Sie am nächsten Morgen strahlend, munter und konzentriert erwachen. Nach einem Honig-Frühstück sind Sie dann selbstbewusst, ausgeglichen und fit für den Tag.

An Abenden mit einem nahrhaften späten Essen brauchen Sie den Honig nicht, um Ihre Glykogenspeicher aufzufüllen. Aber ein oder zwei Teelöffel Honig in heißem Wasser garantieren Ihnen einen guten Schlaf.

Aus der Praxis

Rachel (26) nahm in zwei Wochen 3,5 Kilo ab. Vorher wog sie 85 Kilo, am Ende der zwei Wochen waren es noch 81,5 Kilo. Dank der Honig-Diät verringerte sich ihr Hüftumfang um 3 Zentimeter und ihr Taillenumfang um 4 Zentimeter.

»Ich habe weniger Stärke-Kohlenhydrate zu mir genommen und stattdessen viel Gemüse gegessen, vor allem abends. Die

Gewohnheit, abends Honig zu nehmen, genieße ich wirklich sehr, und ich bin überzeugt, dass ich damit besser schlafe. Außerdem finde ich den Gedanken unwiderstehlich, womöglich im Schlaf noch mehr Fett zu verbrennen.«

Warum Honig schläfrig macht

Im Jahr 1950 stellten zwei Forscher von den Universitäten in Sheffield und Alexandria fest, dass der Körper in der Nacht mehr Fett verbrennt, wenn der Vorgang durch eine Glukosespitze zur Schlafenszeit in Gang gesetzt wird. Isst man einen Löffel Honig oder trinkt ihn in heißem Wasser aufgelöst, sorgt seine Süße für eine solche kleine Glukosespitze, die die Ausschüttung von Insulin zur Folge hat.

Das ist gut, weil der Körper etwas Insulin braucht, um das Schlafhormon Melatonin zu bilden. Das Melatonin löst dann die Ausschüttung von Wachstumshormonen aus, die ihrerseits die unglaublich wichtige Regenerationsphase starten, in der Fett verbrannt wird.

Vermutlich ist deshalb jahrhundertelang Honig (oft mit Milch) als Schlaftrunk empfohlen worden.

Als positive Nebenwirkung hemmen die Wachstumshormone dann die Produktion von weiterem Insulin und schützen den Körper damit vor den schädlichen Auswirkungen dieses Hormons und einem Überschuss an Glukose und Insulin im Organismus.

Melatonin, Lichtverschmutzung ... und Honig

Es gibt verschiedenste Dinge, die Sie möglicherweise wach halten, aber »Lichtverschmutzung« spielt ziemlich sicher eine Rolle. Einer der wichtigsten Gründe, warum Menschen nicht mehr gut genug schlafen und dabei nicht ausreichend Fett verbrennen, liegt darin, dass sie sich so weit vom Schlaf-wach-Muster unserer Vorfahren entfernt haben. Es liegt nämlich in der Natur des Menschen, wach zu sein, solange es hell ist, und zu schlafen, wenn es dunkel ist.

Aber bedingt durch die helle Straßenbeleuchtung und die Lichter elektronischer Geräte in den Schlafzimmern liegen wir selten wirklich im Dunkeln. Künstliches Licht macht es möglich, länger aktiv zu bleiben, aber es reduziert auch die Zeit, in der es wirklich dunkel ist, und erhöht damit das Risiko, sich immer mehr von der natürlichen Umgebung und von lebenswichtigen Steuerungsmechanismen abzukoppeln.

Denn das Schlafhormon Melatonin braucht Dunkelheit, um zu funktionieren. Seine Ausschüttung ist an den Hell-dunkel-Rhythmus von Tag und Nacht gebunden. Es wird von der Zirbeldrüse im Gehirn produziert, aber nur, wenn die Netzhaut an der Rückwand unseres Auges Dunkelheit registriert. Wenn Licht auf die Netzhaut trifft, kann kein Melatonin gebildet werden.

Dunkelheit allein genügt aber nicht: Melatonin wird auch dann nicht produziert, wenn das Gehirn hungrig ist. Ein Löffel Honig vor dem Schlafengehen versorgt das Gehirn mit der Energie, die es braucht, um die Melatoninausschüttung anzustoßen und damit für einen erholsamen Schlaf zu sorgen. Der Löffel Honig ist gut investiert, denn das

Melatonin sorgt nicht nur für unsere Regeneration, es verbessert auch die Funktion der *iPump*, ist ein starkes Antioxidans und stärkt die Immunabwehr. Selbst bei der Behandlung von Alzheimer kann es eine Hilfe sein.

Wenn Sie die hilfreiche Wirkung des Melatonins wirklich voll ausschöpfen wollen, sollten Sie alle elektrischen Geräte (Computer, Fernseher usw.) aus Ihrem Schlafzimmer verbannen. Und glauben Sie bitte nicht, ein Glas Alkohol zur Entspannung würde Ihnen helfen: Der Alkohol unterdrückt die Melatoninproduktion.

Aus der Praxis

Chloe (41), PR-Referentin aus London, nahm in acht Wochen mit der Honig-Diät 4,1 Kilo ab, stellte die größten Veränderungen allerdings in ihrem Schlafmuster fest.

»Für mich war schlechter Schlaf ein echtes Problem«, berichtet sie. »Normalerweise schlief ich abends um neun vor dem Fernseher ein und schleppte mich gegen Mitternacht ins Bett, wachte dann aber um vier Uhr morgens auf und lag dann wach – frustriert und genervt. Manchmal schlief ich im Morgengrauen noch einmal ein und fühlte mich entsetzlich, wenn der Wecker ging. Seitdem ich die Honig-Diät ausprobiert habe, hat sich das radikal geändert. Jetzt gehe ich gegen halb elf nach meinem Honigdrink ins Bett und schlafe meistens bis sechs oder sieben Uhr morgens durch. Es ist wirklich erstaunlich! Honig ist ein natürliches, gesundes Nahrungsmittel, das meinen süßen Zahn befriedigt. Ich habe nicht das Gefühl, eine Diät zu machen, und deshalb spüre ich auch keinen Drang, damit wieder aufzuhören.«

Kann nicht schlafen, will nicht schlafen
(Behandlung von Schlaflosigkeit)

Ich bin überzeugt, dass zwei Esslöffel voll Honig am Abend – jeden Abend – eine wirksamere Hilfe gegen Schlaflosigkeit sind als alle Tabletten. Honig ist köstlich, die Einnahme ist einfach, und es gibt KEINE Nebenwirkungen!

Schlaflosigkeit ist quälend, und seit dem 19. Jahrhundert wurde sie von den Ärzten mit Medikamenten wirkungsvoll behandelt – aber zu welchem Preis?

Schlaftabletten wirken beruhigend und einschläfernd, entweder als Haupt- oder als Nebenwirkung, aber sie können die Energiereserven des Gehirns nicht aufstocken und den friedlichen, erholsamen Schlaf fördern, wie es der Honig tut.

In Deutschland werden jährlich etwa 28 Millionen Packungen Schlaf- und Beruhigungsmittel verkauft. Damit soll ein großes Problem aus der Welt geschafft werden. Aber wenn man bedenkt, dass diese synthetischen Drogen das natürliche Schlafmuster stören, stets schlimme Nebenwirkungen haben (Koordinationsprobleme, Veränderungen im Verhalten, Verwirrung, Kopfschmerzen, Benommenheit, Ausschlag) und abhängig machen, dann wird klar, dass die moderne Medizin nicht in der Lage ist, dieses Problem richtig anzugehen.

Im Oktober 2012 bekam die englische Fußball-Nationalmannschaft vor einem Spiel gegen Polen Koffeintabletten verabreicht (was an sich schon eine sehr fragwürdige Strategie ist). Das Spiel wurde aber wegen eines heftigen Gewitters auf den nächsten Tag verschoben, und um die anregende Wirkung des Koffeins aufzuheben, gab man den Spielern Schlaftabletten. Die Folgen am nächsten Tag waren katastrophal: Die Spieler lieferten eine erbärmliche Leistung ab. Obwohl sie sicher gewesen waren, das Spiel gewinnen zu können, endete es 1:1 unentschieden, und die Mannschaft wurde in der Presse heftig verspottet.

Die ganze Vorgehensweise hatte zwar eine gewisse, wenn auch zweifelhafte Logik, aber tatsächlich ist die Kombination von Koffein- und Schlaftabletten katastrophal. Sowohl das Koffein als auch die Schlaftabletten blockieren den Transport von Glukose in die Muskeln und führen zu langsameren Reaktionen, schlechter motorischer Koordination und geringerem Lauftempo. Das Blut der Spieler war also übervoll mit Energie, aber diese Energie konnte von den beiden Organen, in denen sie während des Spiels am dringendsten gebraucht wurde, nicht genutzt werden: dem Gehirn und den Muskeln.

Angesichts eines solchen doppelten Handicaps – das von den Betreuern verschuldet war – muss man die Fußballer loben, dass sie sich trotzdem noch ein Unentschieden erkämpften.

3.

Honig – das süße Wunder

Seit Anbeginn der Zeit schreibt man dem Honig unglaubliche heilende, ja mystische Kräfte zu. Der harte Kern der Naturwissenschaftler ist zwar schon seit langem skeptisch, was diese Wunderwirkung angeht, aber in den letzten Jahren haben seriöse naturwissenschaftliche Studien tatsächlich interessante Bestätigungen für seine guten Eigenschaften gefunden.

Mich hat Honig immer schon fasziniert, und nach jahrelangen eigenen Forschungen bin ich überzeugt: Dieses köstlich süße Superfood bildet den Schlüssel zur Überwindung einiger Schäden, die eine moderne Ernährung und Lebensweise uns zufügen.

Honig ist seit jeher eines der am meisten geschätzten Nahrungsmittel des Menschen. Bis vor kurzem war er das einzige Süßungsmittel, das uns zur Verfügung stand, von Früchten abgesehen. Honig war selten, und es war schwierig, ja sogar gefährlich, an ihn heranzukommen.

Auf 8000 Jahre alten Höhlenmalereien in Spanien wird bereits Honig dargestellt, und Aufzeichnungen zeigen, dass die alten Ägypter eifrige Honigesser waren, genau wie die Griechen und Römer.

Eine ganze Reihe von alten religiösen Schriften verehrt den Honig: Er ist mehr als nur ein Nahrungsmittel. Tatsächlich spielt er in den heiligen Texten aller großen Weltreligionen eine Rolle. Im alten Indien galt er als eines der fünf Elixiere der Unsterblichkeit. Als sich Buddha in die Einsamkeit zurückzog, brachte ihm ein Affe Honig zu essen. Im Neuen Testament wird erzählt, dass Johannes der Täufer in der Wildnis von Honig und Heuschrecken lebte. Die jüdische Tradition betrachtet Honig als Symbol des neuen Jahres und beschreibt das Gelobte Land als »Land, in dem Milch und Honig fließen«. Und der Islam ist ganz besonders interessiert am Honig und seinen segensreichen Wirkungen. Im Koran (16,68 f.) heißt es: »Der Herr hat die Biene gelehrt, ihre Waben in Hügeln, auf Bäumen und in den Häusern der Menschen zu bauen ... Sie bringen aus ihrem Körper einen Trank von unterschiedlicher Farbe hervor, der den Menschen Heilung bringt. Das sollte wahrhaftig ein Zeichen für alle sein, die nachdenken.«

Außerdem sprach der Prophet ausführlich über den Honig und die Bienen. Al-Bukhari berichtet, ein Mann sei zum Propheten gekommen, weil sein Bruder einen kranken Magen hatte. Der Prophet sagte ihm: »Lass ihn Honig trinken.« Der Mann kam noch einmal und klagte, es sei nicht besser geworden, aber der Prophet antwortete ihm wieder: »Lass ihn Honig trinken.« Ein drittes Mal kam der Mann und sagte: »Ich habe ihm Honig gegeben, aber es nützt nichts.« Da erwiderte der Prophet: »Allah sagt die Wahrheit, aber der Magen deines Bruders lügt. Lass ihn Honig trinken.« Und er trank ihn und wurde gesund.

Honig und Sport

Mein intensives Interesse am Honig begann, als ich mit meinem Sohn, einem Trainingsexperten, an einem wissenschaftlichen Projekt arbeitete, bei dem versucht werden sollte, die besten Nahrungsmittel und Getränke für Spitzensportler zu finden, um ihre Leistung zu steigern.

In diesem Zusammenhang stieß ich auf Forschungsergebnisse, die darauf hindeuteten, dass die Leber eine entscheidende Rolle spielt, wenn es darum geht, ausdauernd zu trainieren. Hier war auch von der engen und guten Verbindung zwischen der Leber und dem Genuss des Superfoods Honig die Rede.

Nach einer Mahlzeit wird die Nahrung normalerweise in Glukose im Blut umgewandelt und durch den Körper geschickt. Ein Teil geht in die Muskeln und wird dort gespeichert (um abgerufen zu werden, wenn wir trainieren), ein weiterer Teil geht in die Leber und wird dort in den Glykogenspeichern aufbewahrt.

Diese Glykogenspeicher in der Leber sind eine Art Selbstbedienungsladen für das Gehirn. Es kann in der Nacht auf sie zugreifen, wenn wir stundenlang nichts essen, oder auch während des Trainings, wenn der Blutzuckerspiegel sinkt.

Wenn sich die Glykogenspeicher in den Muskeln jedoch beim Training entleeren, »leiht« sich der Körper das Glykogen aus der Leber.

Da sich Trainingsexperten seit langer Zeit auf die Glykogenspeicher in den Muskeln konzentrieren, hatte ich alle Mühe, irgendwelche Hinweise auf das Glykogen in der Leber zu finden. Tatsächlich war ich erstaunt, bei meinen Nachforschungen festzustellen, wie wenige Experten ein Verständnis dafür entwickelt hatten, dass das Training diese Speicher entleert und dem Gehirn nur noch wenig Vorrat lässt.

Das ist durchaus ein Problem. Das Gehirn ist vollkommen abhängig vom Glykogen in der Leber und kann nicht richtig funktionieren, wenn es sich Sorgen über seine Treibstoffzufuhr machen muss. Arbeitet das Gehirn nicht richtig, dann gelingt Ihnen nichts, geschweige denn schnell.

Und wenn das Gehirn dann wirklich am Verhungern ist, führt das zum Kollaps, wie z.B. Paula Radcliffe 2004 während der Olympischen Spiele in Athen erfahren musste. Dagegen kann man nichts tun.

Allmählich gelangte ich zu der Ansicht, dass viele Athleten und Trainer einfach nicht darüber Bescheid wussten, wie wichtig es ist, die Glykogenreserven in der Leber während und nach dem Training gut gefüllt zu halten. Und ich kann gut verstehen, warum sie diesen Punkt übersahen. Untersuchungen zeigen nämlich, dass der Blutzuckerspiegel von Sportlern auch nach einem Kollaps normal ist. Das widerspricht dem gesunden Menschenverstand, zeigt aber, dass die Glykogenspeicher den Blutzuckerspiegel bis zum Kollaps aufrechterhalten.

Wenn ein Sportler aber an die Leistungsgrenze geht, heißt das, er entleert seine Glykogenspeicher und lässt nur noch sehr wenig Glukose fürs Gehirn über. Da aber das Gehirn den gesamten Körper dirigiert, bleibt ihm gar nichts anderes übrig, als abzuschalten und einen Kollaps herbeizuführen. Nur so kann es verhindern, dass die Muskeln auch noch die letzte Glukose aus dem Blut holen, und einen Rest Glukose für das eigene Überleben reservieren.

Unter diesem Aspekt testeten wir nun verschiedene Lebensmittel und Getränke. Wir wollten herausfinden, welche von ihnen die Glykogenspeicher in der Leber schnell und wirkungsvoll wieder auffüllten. Versuche mit Getränken auf Fruktosebasis zeigten, dass Fruchtzucker während und nach dem Sport die Speicher besser auffüllte als normaler Tafelzucker. Dann testeten wir ein Sportgetränk aus pulverisiertem Honig – und waren erstaunt über den Erfolg. Offenbar gibt es einen Bestandteil im Honig, der die verschiedenen Zuckerarten direkt in die Leber leitet und die Treibstoffversorgung des Gehirns hervorragend aufrechterhält. Bei Getränken mit normalem Zucker ist das nicht der Fall.

So stellten wir schließlich fest, dass mit Wasser verdünnter Honig die perfekte Ernährung für Athleten ist, die an schweißtreibenden Triathlons oder Ironman-Wettkämpfen teilnehmen.

Wenn Sie vor dem Training Honig essen oder trinken, füllt er die Glykogenspeicher schnell wieder auf, ohne ein allzu drastisches Ansteigen des Blutzuckerspiegels hervorzurufen. Auf diese Weise wird das Gehirn stetig mit Treibstoff versorgt und muss sich keine Sorgen machen. So werden Erschöpfungszustände vermieden, und die Athleten können bessere Leistungen über einen längeren Zeitraum hinweg erbringen.

Viele Sportler weltweit nutzen inzwischen Honig (in Wasser verdünnt als Getränk unmittelbar vor oder während des Trainings), um ihre Leistung besser abrufen zu können. Tatsächlich berichtet der serbische Tennisstar Novak Đoković in seiner Autobiographie, dass er jeden Morgen zum Frühstück zwei Esslöffel Honig genießt, bevor er sich seinem harten Training widmet.

Leider ist die Botschaft aber noch nicht überall angekommen. Bei der Fußball-WM der Herren im Jahr 2002 in Japan und Korea schied die englische Mannschaft im Viertelfinale aus. Der Manager Sven-Göran Eriksson hatte den Teamchef angewiesen, den Spielern in der Halbzeitpause Jaffa-Kekse zu servieren. Diese kalorienreichen Kekse versorgten die Spieler möglicherweise mit Energie, aber ihr Gehirn war trotzdem auf die Speicher in der Leber angewiesen, um die mentale Leistungsfähigkeit aufrechtzuerhalten. Und nachdem eine harte erste Halbzeit diese Speicher gewiss weitgehend entleert hatte, waren die Spielergehirne mit Sicherheit hungrig.

Das führt zu Stressreaktionen, beispielsweise zur Ausschüttung von Cortisol, um neuen Treibstoff für das Gehirn herbeizuschaffen. Aber Cortisol hat viele Nebenwirkungen: Unter anderem verlangsamt es den Transport von Glukose in die Muskulatur, damit das Gehirn die Glukose selbst nutzen kann. Das heißt: Die Jaffa-Kekse in der Halbzeitpause trieben zwar den Blutzuckerspiegel der Spieler in die Höhe, die Glukose gelangte aber nicht in ausreichender Menge und auch nicht schnell genug zu den Muskeln und füllte auch die Speicher in der Leber nicht wieder auf.

Indem Eriksson also zuließ, dass die Gehirne seiner Spieler hungrig wurden (oder da er nicht wusste, wie wichtig es war, die Energiereserven in der Halbzeit wieder richtig aufzufüllen), sorgte er unabsichtlich für langsamere Reaktionen – keine kluge Strategie in einem so wichtigen Turnier. Honig (in Wasser aufgelöst und getrunken) hätte die Spieler wesentlich besser mit Energie versorgt. Der Zucker wäre sofort in der Leber gespeichert worden und hätte sie fit und wach gemacht, bereit für die zweite Halbzeit.

Interessanterweise stellten wir auch fest, dass diejenigen Sportler, die am späten Abend Honig zu sich nahmen, besser schliefen und ihre Muskeln effektiver regenerierten. Wir wissen, dass guter Schlaf von einer ausreichenden Versorgung des Gehirns abhängig ist, das die ganze Nacht aktiv sein muss. Nachdem ich also herausgefunden hatte, wie viel besser die

Athleten sich nach dem Genuss von Honig im Schlaf erholten, fragte ich mich im nächsten Schritt, ob Honig auch für die ganz normale nächtliche Regeneration von Nichtsportlern nützlich sein könnte.

Und tatsächlich stellte ich fest, dass ein bis zwei Esslöffel Honig unmittelbar vor dem Schlafengehen auch bei Nichtsportlern einen positiven Effekt haben. Der Honig füllt die Glykogenspeicher in der Leber, die nach einem frühen Abendessen schon wieder geleert sein können. Er sorgt dafür, dass das Gehirn in der Nacht keinen Hunger leiden muss, sondern den wichtigen Vorgang der Reparatur und Regeneration steuern kann – ohne Stress oder Sorgen über die Treibstoffversorgung.

Die erstaunliche Honigbiene

Eine Honigbiene mit einem Gewicht von weniger als einem halben Gramm fliegt während der Nahrungssuche an die 20 Kilometer weit, und dies mit einer Geschwindigkeit von annähernd 20 Stundenkilometern. Auf einen 75 Kilo schweren Menschen übertragen, würde das heißen, dass er etwa 3 Millionen Kilometer weit reisen müsste, mit einem Tempo von 3 Millionen Stundenkilometern.

Bevor die Arbeiterbienen sich auf den Weg machen, versorgen sie sich mit Honig aus den Waben des Bienenstocks als Treibstoff für ihren langen Flug. Ihr winziger Körper verarbeitet die Glukose aus dem Honig und versorgt die Muskeln, die sich in einem wissenschaftlich fast nicht mehr nachvollziehbaren Tempo zusammenziehen.

Wie Honig sich von
Zucker unterscheidet

In Bezug auf die Unterschiede zwischen Honig und Zucker gibt es immer noch viele Missverständnisse. Selbst ausgewiesene Ernährungsexperten setzen Honig und Zucker weitgehend gleich. Aber Honig unterscheidet sich in unserem Stoffwechsel erheblich von normalem Zucker. Tatsächlich besteht er zu einem Großteil aus verschiedenen Zuckerarten, so dass man erwarten könnte, dass er sich in unserem Stoffwechsel ähnlich verhält wie Zucker, aber das Faszinierende ist: Genau das tut er nicht.

Honig entsteht aus süßem Pflanzennektar, den die Bienen schlucken und mehrfach wieder zurückfließen lassen. Die Bienen sind also eine Art natürliche Honigfabrik. Der Vorgang des mehrfachen Schluckens und Zurückfließens ist dabei von größter Bedeutung, weil der Honig auf diese Weise teilweise verdaut wird und die Enzyme im Verdauungstrakt der Biene eine Art Stoffwechsel-Wunder vollbringen. Nur so lässt sich erklären, warum sich Honig vollkommen anders verhält als Zucker.

Wenn ein Mensch etwas Süßes isst – sagen wir, einen Donut oder einen Schokoriegel –, steigt sein Blutzuckerspiegel dramatisch und sehr schnell an. Ein Teil der Glukose wird in die Muskeln und in andere Organe geleitet, eine kleine Menge wird in den Glykogenspeichern der Leber aufbewahrt. Aber während der Körper sich mit der Zuckerattacke auseinandersetzt, steigt auch der Insulinspiegel dramatisch an, und so wird ein Großteil der Glukose abgebaut und als Fett gespeichert.

Wenn man jedoch eine Tasse Tee trinkt, der mit Honig gesüßt ist, oder Honig auf seinen Joghurt träufelt, verhalten sich die Zuckerarten im Honig vollkommen anders. Tatsächlich zeigen Untersuchungen, dass ein Löffel Honig den Blutzuckerspiegel sogar eher senkt, ganz im Gegensatz zum Zucker (siehe Kasten).

Wenn Sie in Ihrer Ernährung den Zucker durch Honig ersetzen, bleibt Ihr Insulinspiegel stabiler, und das ist gut für Ihren Körper und Ihr Gehirn, weil – wie ich schon erklärt habe – das Insulin ein »böses« Hormon ist, das Gewichtszunahme, vorzeitige Alterung, Herzkrankheiten und Demenz verursacht.

Warum Honig den Blutzuckerspiegel nicht erhöht

Wenn Sie Honig essen, gehen die Zuckermoleküle ins Blut über und werden zuerst zur Leber transportiert. Hier wird die Fruktose herausgelöst, zu Glukose umgebaut und in den Glykogenspeichern der Leber gelagert. Die Fruktose aktiviert außerdem Mechanismen, die zusätzliche Glukose in die Leber ziehen. Das heißt, die Glykogenspeicher werden richtig vollgepackt, und dies viel effektiver, als wenn Sie normalen Zucker zu sich nehmen würden. So kommt es zu einer stabileren Glykogenspeicherung.

Nachdem die Zuckerarten direkt aus dem Blut entnommen und sofort in der Leber gespeichert werden, hat der Körper gar keine Chance, einen erhöhten Blutzuckerspiegel festzustellen, und muss auch nicht so viel Insulin ausschütten. Außerdem ist Honig offenbar in der Lage, das Glykogen zurückzuhalten, so dass es auch dann für das Gehirn reserviert bleibt, wenn die Muskeln Treibstoff brauchen und die Vorräte in der Leber angreifen. Die Fruktose im Honig kontrolliert bis zu einem gewissen Grad das Enzym, das die Freigabe von Glukose aus der Leber auslöst.

Dieser erstaunliche Vorgang funktioniert aber NUR, wenn die Fruktose aus Honig stammt. Es nützt gar nichts, wenn Sie hoch konzentrierte Fruktose aus Maissirup (sogenannte Maltose, eine moderne Abart der Fruktose, die sich in Tausenden von verarbeiteten Lebensmitteln findet) oder andere raffinierte Zucker zu sich nehmen.

Honig gegen Essgelüste

Nach einer Mahlzeit ist es sehr wichtig, dass die Glukose aus der Nahrung in die Leber transportiert wird, um dort gespeichert zu werden. Dort steht sie zwischen den Mahlzeiten und in der Nacht für die Treibstoffversorgung des Gehirns zur Verfügung.

Wenn Sie aber eine zuckerhaltige Mahlzeit (ohne Honig) zu sich genommen haben, sorgt die hohe Zuckerzufuhr für einen steigenden Blutzuckerspiegel und verursacht eine Abschaltung der *iPump*. Dadurch bekommt das Gehirn nicht mehr genug Glukose und löst Stressreaktionen aus, die den Körper in einen Alarmzustand versetzen.

Hätten Sie Ihre Mahlzeit aber mit Honig gesüßt, dann sähe möglicherweise alles ganz anders aus. Die Zuckerarten aus dem Honig würden direkt dazu genutzt, die Glykogenspeicher in der Leber aufzufüllen, es gäbe keine Blutzuckerspitze, und die *iPump* könnte ganz normal weiterarbeiten.

Honig bewahrt die Leber im Übrigen auch vor schädlichen Toxinen und spielt eine Rolle beim Schutz vor »oxidativen Schäden«, wie die Naturwissenschaftler sagen. All dies sind Alltagsprobleme der Leberzellen, die den Großteil der schädlichen Effekte von Zucker und Sauerstoff »ausbaden« müssen.

Das Superfood spielt also eine positive Rolle, indem es die Leber schützt und den Blutzuckerspiegel im gesamten Körper auf mittlerem Niveau hält. Damit verbessern sich die Chancen für eine gute Funktion der *iPump* (oder sie kann überhaupt wieder normal arbeiten, wenn sie zu lange die Glukosezufuhr gedrosselt hat), das Gehirn bekommt keinen Hunger und muss keine wilden Appetitsignale mehr aussenden. Denn genau das passiert, wenn wir unwiderstehliche Essgelüste bekommen.

In den sechziger Jahren stellte der mexikanische Wissenschaftler Mauricio Russek die These auf, die Leber spiele eine Rolle bei der Appetitkontrolle. Aber seine Arbeit wurde ignoriert und bald ganz vergessen. Ich vermute jedoch, Russek war seiner Zeit voraus. Mit seinen Untersuchungen konnte er zeigen, dass die Leber spezielle Rezeptoren enthält, die extrem empfindlich auf Glukose reagieren. Außerdem wies er nach, dass wir weniger Appetit haben, wenn die Glykogenspeicher in der Leber gut gefüllt sind.

Das stützt die Grundannahme der Honig-Ernährung, dass Hungergefühle hauptsächlich vom Gehirn ausgelöst werden, wenn es nach neuen Energiequellen sucht – und nicht durch einen knurrenden Magen, der Nahrung braucht.

Neuere Arbeiten von Jean-Marc Lavoie in Montreal zeigen, dass die Leber ein Signal ans Gehirn sendet, wenn die Glykogenspeicher nahezu leer sind, und damit die Stressreaktion im Gehirn und das Hungergefühl auslöst. Russek war also auf der richtigen Spur: Wenn die Leber immer gut gefüllt ist, kann sich das Gehirn entspannen und die Stressreaktion zurückfahren – keine Gelüste mehr.

Hunger und Stress sorgen für Verwirrung und verschwenden wichtige Energievorräte. Wenn Sie Ihr Essen aber mit Honig süßen, werden Sie feststellen, dass Sie tagsüber klarer im Kopf und konzentrierter sind. In der Nacht schlafen Sie besser und wachen morgens erholter auf, weil Ihr Körper und Ihr Gehirn die Regenerations- und Reparaturarbeiten erledigt haben, die nötig waren – unbehindert von nervigen Stresshormonen.

Wenn Sie Ihrem ungeheuren Appetit auf Schokolade nachgeben und Schokolade essen (wie es Ihr Körper scheinbar verlangt), dann überschwemmen Sie den Körper lediglich mit Glukose, schalten Ihre *iPump* auf »Drosseln« und aktivieren die Stressreaktion und die Hungergefühle nur noch weiter.

Wenn Sie jedoch auf einen derartigen Appetit reagieren, indem Sie Honig zu sich nehmen, werden die Zuckerarten aus dem Honig gespeichert, und nachdem die Glukose nicht in Ihrem Blut herumschwimmt, reduzieren Sie sowohl Ihren Blutzuckerspiegel als auch Ihren Insulinspiegel. Sie halten damit die *iPump* im Zaum, Ihr Gehirn bleibt glücklich und zufrieden, und Sie verhindern den Impuls, etwas zu essen.

Honig bringt Essgelüste sofort zum Schweigen.

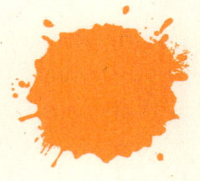

Aus der Praxis

Karen (42) ist Verkäuferin in Macclesfield. Sie hat nach fünf Wochen mit der Honig-Diät drei Kilo abgenommen. Ihr Kommentar:

»Ich habe schon viele verschiedene Diäten ausprobiert, aber diesmal kann ich ehrlich behaupten, dass ich es genossen habe. Der Schlaftrunk mit Honig ist genau das Richtige für mich. Ich finde ihn irgendwie tröstlich, es ist ein echtes Betthupferl, gar nicht wie man es sonst bei Diäten kennt. Ich bin absolut überzeugt, dass ich damit besser schlafe, und ich wache voller Entschlossenheit auf, meine Zuckersucht den ganzen Tag unter Kontrolle zu halten. Tatsächlich haben die Essgelüste nachgelassen, die mich sonst manchmal ganz verrückt machten. Wenn ich Lust auf etwas Süßes bekomme, weiß ich, eine Tasse Tee oder ein Becher Naturjoghurt mit einem Löffel Honig sorgen für schnelle Abhilfe.«

Honig als Sportlernahrung

Honig ist ein hoch konzentrierter Treibstoff für Muskeln und Gehirn, auch beim Sport. Er füllt die Vorräte in der Leber auf, nimmt dem Gehirn die Sorge um die Nahrungszufuhr und lässt sogar zu, dass das Gehirn zusätzliche Glukose an die Muskeln abgibt.

So wenden Sie Honig beim Sport an:

- 15 Minuten vor einem 90-minütigen Training trinken Sie zwei Esslöffel Honig in Wasser aufgelöst.
- Während des Trainings trinken Sie sechs bis acht Esslöffel Honig, in einem Liter Wasser aufgelöst. Für einen frischeren Geschmack können Sie etwas Fruchtsaft dazugeben.
- Nach dem Training essen Sie eine Kleinigkeit (z. B. einen Riegel mit Honig und Getreide) und folgen ansonsten den Anweisungen der Honig-Ernährung.
- Die nächste Mahlzeit sollte reich an Eiweiß sein; sorgen Sie aber auch für eine gewisse Menge an Kohlenhydraten, um die Glykogenspeicher der Muskeln aufzufüllen.
- Nehmen Sie immer eine Portion Honig vor dem Schlafengehen zu sich, um die Glykogenspeicher Ihrer Leber aufzufüllen und für die Regeneration Ihrer Muskeln zu sorgen. So verbrennen Sie vielleicht mehr Körperfett als während des Trainings.

Weitere geheime Kräfte des Honigs

Die speziellen Zuckerarten im Honig haben ganz sicher Einfluss auf unseren Stoffwechsel, aber Honig enthält viel mehr als nur Zucker.

Honig ist so raffiniert und komplex aufgebaut, dass alle naturwissenschaftlichen Versuche, seine Eigenschaften nachzuahmen, bisher fehlgeschlagen sind. Dr. Noori Al-Waili, Spezialist für Intensivmedizin in New York, hat in mehreren Untersuchungen gezeigt, dass eine Lösung bestehend aus denselben Zuckerarten wie Honig die vielen günstigen Wirkungen im Stoffwechsel nicht annähernd nachahmen kann.

Tatsächlich ist jeder Tropfen Honig vollgepackt mit Hunderten nützlicher Bionährstoffe: Vitamine, Mineralstoffe, Aminosäuren, Bioflavonoide (Pflanzenmoleküle, die u.a. gegen Diabetes wirken), krankheitsbekämpfende Antioxidantien, organische Säuren, Monosaccharide und Oligosaccharide (also Einfach- und Mehrfachzucker) sowie verschiedene Enzyme. Jede dieser 200 Zutaten hat eine ganz präzise Aufgabe im Leben der Biene. Und alle diese Zutaten sind von großer Bedeutung für die gesundheitsfördernden Eigenschaften des Honigs.

Ein Esslöffel Honig hat möglicherweise dasselbe Zuckerprofil wie ein mittelgroßer Apfel oder eine Portion Brokkoli, aber die zusätzlichen Nährstoffe machen den Unterschied aus.

Dass Bienen solch ungeheure Mengen an Glukose verarbeiten können, die ihr empfindliches Gehirn theoretisch zum Kollaps bringen müssten, liegt an den vielen bioaktiven Nährstoffen im Honig. Sie schützen das Gehirn, während die Biene fliegt.

Wir verstehen derzeit noch nicht, auf welche Weise es dem Honig gelingt, den Blutzuckerspiegel zu senken und zu stabili-

sieren, aber es ist bereits klar, dass normale raffinierte Kohlenhydrate und Zucker keine solchen natürlichen Nährstoffe enthalten.

Der verborgene Nutzen – Honig gegen Stress

Ein Faktor, der in wissenschaftlichen Abhandlungen nie
berücksichtigt wird, ist die Rolle des Honigs beim Stress-
management. Indem er für eine stetige Energieversorgung
des Gehirns sorgt, unterbindet der Honig Stressreaktionen
im Gehirn. Damit wird er zu einem potenten Anti-Stress-
Nahrungsmittel.

Honig und Diabetes

Jeder Diabetiker wird Ihnen sagen, dass Zucker das Letzte
ist, was er in seiner Ernährung braucht, und dass Honig genauso schädlich ist. Aber zumindest bei Menschen mit Diabetes Typ 2 glaube ich, dass sie sich irren. Untersuchungen
zeigen, dass Honig die Wirkung von Diabetes-Medikamen-
ten verstärkt, und ich bin sicher, dass Diabetiker Honig
ohne Schwierigkeiten anstelle von Süßstoffen in ihrer Ernährung nutzen können.
Zwei sehr bekannte Medikamente für Diabetes Typ 2 sind
Glibenclamid und Metformin. Tierversuche in Malaysia 2011
haben gezeigt, dass Honig in Verbindung mit diesen Medi-

kamenten die Kontrolle des Blutzuckerspiegels um bis zu 30 Prozent verbessert.

Außerdem tötet Honig Bakterien ab, die Magen- und Zwölffingerdarmgeschwüre verursachen *(Helicobacter pylori)*. Auch auf diese Weise hilft er, das Diabetes-Risiko zu senken. Schädliche Bakterien im Darm können die Fähigkeit zur Aufnahme von Zuckern behindern und so zu plötzlichen Spitzen und Überzuckerung führen. Honig schützt die Darmschleimhaut und tötet diese Bakterien ab.

Und schließlich fördert Honig die günstigen Bakterien im Darm (z. B. Bifidobakterien), die einen positiven Einfluss bei Diabetes haben, weil sie die Kontrolle des Blutzuckerspiegels und die Funktion des Insulins verbessern.

WARNUNG: Wenn Sie unter Diabetes (egal ob Typ 1 oder Typ 2) leiden, sprechen Sie mit Ihrem behandelnden Arzt, bevor Sie irgendetwas an Ihrer Ernährung verändern.

Honig als Mittel gegen Kater

Wenn wir mehr als einige Gläser Wein oder drei, vier Bier trinken, bereitet der Alkohol unserem Körper und unserem Gehirn Probleme. Alkohol schaltet die *iPump* in ähnlicher Weise auf »Drosseln« wie zu viel Zucker, da er die Enzyme unterdrückt, die die Pumpe steuern. Wie wir wissen, führt das dazu, dass die Glukoseversorgung des Gehirns leidet.

Im Übrigen führt Alkohol zur Dehydrierung, weil er das Wasser aus den Zellen treibt. Hinzu kommt: Das Wasser gelangt ebenso wenig ins Gehirn wie die Glukose, denn die Glukose bringt bei ihrem Übergang ins Gehirn (auf dem Weg der Osmose) normalerweise Wasser mit sich.

Wenn Sie also zu viel Alkohol trinken, wird Ihr Gehirn nicht nur hungrig, sondern auch durstig. Und damit ist die Katastrophe sozusagen vorprogrammiert.

Wenn Sie am Abend viel getrunken haben, fühlen Sie sich am nächsten Morgen, als hätten Sie Watte im Kopf: Sie haben einen kleinen Kater. Das kommt daher, weil der Alkohol den Blutzuckerspiegel in der Nacht senkt, indem er die Glykogenvorräte in der Leber aufbraucht und die *iPump* abschaltet. Ein Doppelschlag, der dem Gehirn jede Energie raubt. Es reagiert darauf, indem es immer langsamer arbeitet (oder was glauben Sie, warum Personen unter Alkoholeinfluss ihre Hemmungen verlieren und unsicher auf den Füßen sind?). Wenn die Stressreaktion weitergeht, schüttet das Gehirn das Hormon Glukagon aus, das Übelkeit bis hin zum Erbrechen hervorrufen kann.

In der Zwischenzeit bleiben die Glykogenspeicher in der Leber leer, und die Stresshormone vermehren sich weiter und richten körperlichen und seelischen Schaden an. Das Gehirn ist nur noch auf eine Aufgabe fokussiert: Es versucht, sein Leben zu retten und Glukose in Leber und Blut zu bekommen – und deshalb kann es sich nicht aufs Arbeiten oder Denken konzentrieren. Der Glukosemangel und die Austrocknung im Gehirn erklären also, warum wir uns so albern verhalten, wenn wir getrunken haben. Tatsächlich ist die Wirkung dermaßen verheerend, dass wir irgendwann ins Koma fallen, wenn wir einfach weitertrinken.

Wenn Notärzte zu einem Einsatz bei einem bewusstlosen Betrunkenen gerufen werden, injizieren sie in der Regel Glukagon, um die letzten Vorräte an Glukose aus der Leber zu aktivieren und das Gehirn auf diese Weise schnell mit Nahrung zu versorgen. Wenn das nichts nützt, hängen sie den Betroffenen an einen Glukosetropf, um sein Gehirn und damit sein Leben zu retten.

Die positive Wirkung des Honigs auf die *iPump* und die Leber macht ihn zu einem hervorragenden Mittel gegen die schädlichen Wirkungen des Alkohols. Honig schützt die Leber, indem er das Entgiftungsenzym *(Alkoholdehydrogenase)* recycelt und die Glykogenspeicher in der Leber wieder auffüllt. Zudem fördert er die Aktivität der *iPump* und sorgt damit für eine gute Energieversorgung des Gehirns nach einer durchgefeierten Nacht. Da er den Transfer von Glukose ins Gehirn fördert, verbessert er auch den Wassertransport (denn Wasser und Glukose werden gemeinsam transportiert). Honig reduziert die dehydrierende Wirkung des Alkoholkonsums viel effektiver, als wenn Sie literweise Wasser trinken würden. Außerdem unterdrückt er das Hormon Glukagon, das bei übermäßigem Alkoholgenuss Übelkeit hervorruft.

Sie sollten also vor und nach dem Genuss von Alkohol unbedingt Honig zu sich nehmen: einen Esslöffel, bevor Sie ausgehen, einen vor dem Schlafengehen und zwei bis drei gleich am nächsten Morgen, entweder auf Vollkorntoast oder in Joghurt – oder einfach pur.

Aus der Praxis

Helen (47) aus Buckinghamshire:

»Mein bevorzugtes Mittel gegen Kater ist eigentlich eine Kombination aus ein paar Kopfschmerztabletten, einer Cola light und einer Tüte Chips. Den Rest des Tages versuche ich dann, mit Hilfe von süßem Essen meine Energie oben zu halten. Eine Freundin hatte mir Honig empfohlen, also habe ich nach einer wilden Party mit viel Wein kürzlich den halben Liter Wasser, den ich sonst als Kater-Prophylaxe vor dem Schlafengehen trinke, durch einen heißen Honigdrink ersetzt. Morgens habe ich eine weitere Tasse heißes Honigwasser getrunken statt meiner üblichen Tasse Tee. Und ich muss zugeben, ich war ziemlich beeindruckt von der Wirkung. Sehr schnell fühlte ich mich klar und im Kopf fast normal; außerdem konnte ich mich den ganzen restlichen Tag an gesundes Essen halten, statt ungesunde Pampe und Pudding zu essen.«

Es muss nicht Manuka-Honig sein

Manuka-Honig kommt aus Neuseeland und wird aus dem Nektar des Manukabaums (auch als Teebaum bekannt) gemacht. Er ist viel dunkler als andere Honigsorten, schmeckt anders und ist oft sehr teuer. Dieser Honig weist eine unglaublich hohe Konzentration einer Substanz namens Methylglyoxal auf, die für die starke antibakterielle, antivirale und pilzbekämpfende Wirkung des Manuka-Honigs verantwortlich gemacht wird.

Wegen dieser Eigenschaften kommt Manuka-Honig zur alternativen Behandlung der verschiedensten Beschwerden in Frage. Ich bin sehr dafür, dass seine angeblichen positiven Wirkungen weiter erforscht werden. Um jedoch die gesundheitlichen Vorteile von Honig zu nutzen, ist es vermutlich nicht nötig, den teuren Manuka-Honig zu sich zu nehmen.

Mein Rat: Wenn es Ihnen möglich ist, kaufen Sie Ihren Honig bei einem Bienenzüchter vor Ort oder bei einem vertrauenswürdigen Einzelhändler. Es ist unerheblich, ob der Honig fest, mit Wabe oder flüssig ist. Wichtig ist nur, dass sie der Qualität vertrauen können. Einige sehr preisgünstige Honigsorten können mit Zuckersirup gepanscht sein. Seien Sie also wachsam bei Billigware und kaufen Sie die beste Qualität, die Sie sich leisten können.

Warnung: Essen Sie nicht zu viel Honig!

Die gesundheitsfördernde Wirkung von Honig ist so groß, dass man sich leicht dazu verleiten lässt, jede Vorsicht in den Wind zu schlagen und unbegrenzte Mengen davon zu essen und zu trinken. Aber das ist nicht gut.

Beginnen Sie den Tag mit ein bis zwei Teelöffeln Honig in heißem Wasser, um Ihre Leber auf den Tag vorzubereiten (Ihre Glykogenspeicher machen sich bereit, die Glukose aus Ihrem Frühstück aufzunehmen). Fügen Sie dem Joghurt, den Getränken und Früchten tagsüber Honig zu, wenn Sie sonst Zucker verwenden würden, und beenden Sie den Tag mit dem Honig-Schlaftrunk.

Aber vergessen Sie dabei nicht, dass Honig etwa 22 Kalorien pro Teelöffel und etwa 64 Kalorien pro Esslöffel enthält. Wenn Sie so richtig verrückt nach dem Zeug sind, summiert sich das.

Wenn Sie mehr Honig zu sich nehmen, als die Glykogenspeicher in Ihrer Leber aufnehmen können (also mehr als zwei Esslöffel auf einmal), kreist der Rest in Ihrem Blut und erhöht den Blutzuckerspiegel sowie den Insulinspiegel. Ein echter Überschuss kann sogar die *iPump* ausschalten, und das wäre ja nun genau das Gegenteil von dem, was Sie beabsichtigen.

Kinder unter einem Jahr dürfen keinen Honig essen, weil ein – wenn auch geringes – Risiko besteht, dass sie an Botulismus erkranken. Ihr Immunsystem ist noch nicht voll ausgebildet und wird deshalb nicht mit den gefährlichen Sporen fertig, die im Honig enthalten sein können.

4.

Die Honig-Diät in der Praxis

Es ist klar, dass unsere Nahrung enorme Auswirkungen auf unsere Gesundheit hat und dass viele Menschen schlechte Essgewohnheiten haben, die sie krank machen.

Ich bin überzeugt: Wenn Sie Ihren Organismus ins Gleichgewicht bringen wollen, damit er genau so arbeitet, wie er soll – ohne Gewicht zuzunehmen, zu schnell zu altern oder krank zu werden –, dann müssen Sie Ihrem Körper und Ihrem Gehirn eine einfache, schlichte, gesunde Ernährung zuführen.

Wenn Ihr Körper die Nährstoffe bekommt, die er braucht, ohne sich mit einer ständigen Flut von Zucker, verarbeiteten Kohlenhydraten und Fertiggerichten auseinandersetzen zu müssen, dann besteht eine viel größere Chance, dass er so arbeitet, wie er soll.

Die Vorteile der Honig-Diät sind so weitreichend und unglaublich, dass jeder sie kennen sollte, unabhängig von der Frage, ob er oder sie gerade abnehmen will oder nicht. Aus diesem Grund habe ich die Diät in zwei Phasen aufgeteilt: Phase 1 und Phase 2.

Phase 1 der Honig-Diät bietet eine schnelle, einfache und gesunde Ernährung für jedermann. Sie ist ein wunderbarer Ausgangspunkt und auf jeden Fall richtig für Sie, wenn Sie nur die vielen Gesundheitsvorteile des Honigs nutzen wollen. Die beste Art, sich in Phase 1 zu ernähren, sieht so aus:

Wählen Sie einfache, frische Nahrungsmittel und lassen Sie

Fertiggerichte sowie Fastfood weg. Wenn Sie Zucker meiden, Honig zum Süßen nehmen und Ihre regelmäßige Dosis Honig vor dem Schlafengehen genießen, versetzen Sie Ihren Körper in die bestmögliche Lage, Krankheiten zu bekämpfen, jung zu bleiben und abzunehmen.

Für viele Menschen reichen diese einfachen Umstellungen in ihrer Ernährung schon aus, um ihre Gesundheit dauerhaft zu verbessern. Mit diesen Veränderungen sorgen Sie dafür, dass Ihre empfindlichen Gehirnzellen den ganzen Tag die richtige Menge Treibstoff bester Qualität bekommen, vor allem in der Nacht, so dass Reparatur- und Regenerationsprozesse richtig ablaufen. Sie werden feststellen, dass Sie sich besser konzentrieren können und dass sich Ihr Gedächtnis und Ihre Denkfähigkeit verbessern. Außerdem verringern Sie Ihr Risiko, an Demenz oder Alzheimer zu erkranken. Ihr zufriedenes Gehirn wird es nicht nötig haben, Stresssignale auszusenden, die mit der Zeit jeder einzelnen Zelle in Ihrem Körper Schaden zufügen. Sie werden weniger unter Erkältungen und anderen Infektionen leiden und Ihr Risiko einer ernsthaften Erkrankung dramatisch senken, auch das Risiko für Herzkrankheiten. Sie können besser schlafen, und wenn Sie ein paar Pfunde zu viel auf den Rippen haben, werden Sie feststellen, dass diese dahinschmelzen, weil Ihr Körper im Schlaf Fett verbrennt.

Die Grundregeln für Phase 1 der Honig-Diät finden Sie weiter unten in diesem Kapitel. Sie werden feststellen, dass die Honig-Diät ganz einfach und dazu auch noch köstlich ist. Außerdem ist sie ganz leicht an Ihre eigene Lebensweise anzupassen. Und Sie werden ihre Wirkung so schnell und dramatisch spüren, dass Sie von jetzt an immer Honig im Küchenschrank haben werden. Eine Rückkehr zu Ihren alten Essgewohnheiten wird Ihnen gar nicht in den Sinn kommen.

Wenn Sie jedoch mehr als etwa sechs Kilo abnehmen müssen oder unbedingt schlank werden wollen, gehen Sie zu Phase 2 über, sobald Sie die Prinzipien von Phase 1 verinnerlicht haben. Phase 2 verlangt weitere Veränderungen in Ihrer Ernährungsweise: Getreideprodukte aus Vollkorn und einen Tag ganz ohne Kohlenhydrate aus stärkehaltigen Nahrungsmitteln pro Woche. Auf diese Weise verstärken Sie die Wirkung des Honigs und sorgen dafür, dass die überflüssigen Pfunde schnell und mühelos verschwinden.

Wenn Sie in der Vergangenheit schon Diäten ausprobiert haben und entweder Mühe hatten durchzuhalten oder das verlorene Gewicht schnell wieder zurückkam, kann ich Ihnen versichern: Bei der Honig-Diät ist das anders. Sie steht im Einklang mit Ihrem Körper und verändert die chemischen Abläufe, die für Essgelüste sorgen und jede Süßigkeit sofort in die Fettpolster lenken, von Grund auf. Von dem Augenblick an, da Sie sich auf die Honig-Diät einlassen, werden Sie wieder die Kontrolle über Ihr Essverhalten gewinnen und Fett verbrennen wie nie zuvor.

Wenn Sie den Regeln von Phase 2 folgen und Ihr Körper richtig arbeitet, dürfen Sie damit rechnen, 1,5 Kilo pro Woche und gute sechs Kilo pro Monat abzunehmen. Sie werden dabei nicht hungern oder in teuren Diätprodukten herumstochern. Sie können richtige, schmackhafte Familienessen, Zwischenmahlzeiten und Süßigkeiten genießen – auch Pudding, Brot, Muffins und Kekse.

Die Honig-Diät ist so einfach und köstlich, dass sie sich auch als dauerhafte Ernährungsweise eignet. Sie werden nicht nur schlank werden und bleiben, sondern gesünder sein als je zuvor.

Was verändert sich in Ihrem Körper durch die Honig-Diät?

1. Keine Blutzuckerschwemme oder -spitzen mehr: Ihr Körper muss nicht mehr riesige Mengen Insulin ausschütten, um mit den Zuckermengen fertig zu werden. Deshalb wird auch weniger Zucker in KÖRPERFETT umgewandelt.

2. Ihre *iPump* wird nicht mehr ausgeschaltet und funktioniert wieder wie geplant: Sie sorgt für eine stetige Treibstoffversorgung Ihres Gehirns.

3. Sobald die Treibstoffversorgung Ihres Gehirns wieder gesichert ist, leiden die Gehirnzellen keinen Hunger mehr und schütten deshalb auch keine appetitanregenden Stresshormone aus, die Sie dazu verleiten, zuckerhaltige Nahrungsmittel zu sich zu nehmen: KEINE ESSGELÜSTE MEHR.

4. Wenn die Stresshormone Ihres hungrigen Gehirns wegfallen, verringert sich die tägliche Stressbelastung Ihres Körpers erheblich (und damit auch die Schäden, die sie anrichtet).

5. Außerdem können diese Stresshormone, ausgesendet von Ihrem hungrigen Gehirn, Sie nicht mehr wach halten. Sie schlafen also gut.

6. Weil Sie gut schlafen, kann Ihr Körper ungehindert die nächtlichen Reparatur- und Regenerationsarbeiten erledigen. Dabei verbrennen Sie Fett – einfach so im Schlaf.

Die Honig-Diät – Phase 1

Regel Nr. 1: Verwenden Sie Honig
statt Zucker

Der erste und wichtigste Schritt zur Gesundheit besteht darin, dass Sie Zucker und künstliche Süßstoffe komplett aus Ihrem Leben verbannen. Ich bin mir absolut sicher, dass Zucker ein großes Übel unserer Zeit ist und im Körper und im Gehirn viel Schaden anrichtet.

Dabei geht es nicht nur darum, ein bisschen weniger Zucker in Ihren Kaffee oder Tee zu geben oder Wasser statt zuckerhaltiger bzw. zuckerfreier Limonaden zu trinken, wenn Sie Durst haben. Wenn Sie mit Hilfe der Honig-Diät gesund werden und bleiben und gleichzeitig abnehmen wollen, achten Sie auf den vielen versteckten Zucker, den die Hersteller in fast ALLES hineinpacken, was Sie essen.

Jeder Deutsche nimmt durchschnittlich 98 Gramm Zucker pro Tag zu sich, und den größten Teil davon, ohne es zu merken. Die Liste der Nahrungsmittel, denen Zucker zugesetzt wird, um billige Zutaten und fettarme Lebensmittel geschmacklich zu verbessern, ist erschreckend lang. Und das gilt für süße wie für salzige Lebensmittel.

Am schlimmsten ist es bei verarbeiteten Nahrungsmitteln, speziell bei Fertiggerichten und Frühstücksflocken. Eine Schüssel Coco Pops kann fast sieben Teelöffel Zucker enthalten, ein Muffin zum Frühstück enthält möglicherweise weitere sechs Teelöffel. Ihre Pizza enthält fünf, Ihre Limonade neun und ein Fertiggericht vom Typ »Hähnchen süßsauer« noch einmal neun Teelöffel.

Der meiste Zucker, den wir zu uns nehmen, wird blitzschnell

aus unserem Blut entfernt und in Körperfett umgewandelt. Dies ist die beste Art, die der Körper kennt, um Energie zu speichern, falls er sie irgendwann braucht. Es wird immer behauptet, das Fett in der heutigen Ernährung sei verantwortlich für dicke Oberschenkel, Winkefleisch und Rettungsringe um die Taille, aber jedes Gramm Zucker, das Sie essen, wird zu zwei Gramm Fett. Jeder Teelöffel Zucker, den Sie weglassen, entspricht also etwa zehn Gramm Fett, die Sie sich nicht auf die Hüften packen!

Wenn Sie richtiges – einfaches – Essen zu sich nehmen und das weiße Zeug aus Ihrem Leben verbannen, tun Sie ungeheuer viel für eine gesunde Zukunft. Aber es ist ein großer Schritt, komplett auf Zucker zu verzichten; vielleicht müssen Sie sich erst langsam daran gewöhnen. Mit der Zeit verändern sich Ihre Geschmacksnerven, und Sie werden ihn nicht mehr vermissen.

Der große Vorteil des Superfoods Honig ist, dass Sie sich den süßen Geschmack nicht komplett verbieten müssen. Sie können den Zucker in Ihrer Ernährung einfach durch Honig ersetzen. Auf diese Weise schützen Sie sich vor Essgelüsten. Wenn Sie den Wechsel vom Zucker zum Honig vollzogen haben, befreien Sie sich von der Tyrannei der »Knabbereien« und des nächtlichen Appetits auf Schokolade.

Nach wie vor behaupten viele Ernährungswissenschaftler, Honig sei genauso schädlich wie Zucker, aber die Wissenschaft widerlegt diese Behauptung. Der Körper verarbeitet Honig vollkommen anders als Zucker. Hunderte von Spurenelementen in jedem Teelöffel Honig verändern, so winzig sie auch sein mögen, doch auf ganz dramatische Weise die Verarbeitung der Nahrung im Verdauungssystem.

Trauen Sie sich also: Süßen Sie Tee oder Kaffee mit Honig,

geben Sie ihn in Kuchen und Kekse (Rezepte finden Sie in Kapitel 6) oder zu Frühstücksflocken. Verwenden Sie ihn beim Kochen … Die Anwendungsmöglichkeiten sind endlos, und Sie können in aller Ruhe darauf vertrauen, dass Sie sich etwas Gutes tun und gleichzeitig das süße Leben nicht ganz aufgeben müssen.

Regel Nr. 2: Trinken Sie jeden Abend einen Schlaftrunk mit Honig

Jeden Abend, etwa eine halbe Stunde vor dem Schlafengehen, lösen Sie ein bis zwei Esslöffel Honig in einer Tasse kochendem Wasser auf und genießen diesen Schlaftrunk in kleinen Schlucken.

Meine Untersuchungen haben ergeben, dass diese Menge Honig genau die richtige ist, um die Glykogenreserven in der Leber aufzufüllen und auf diese Weise Ihr Gehirn die ganze Nacht mit genügend Treibstoff zu versorgen. Ihr Gehirn muss also keine schädlichen Stresshormone ausschütten, weil es Hunger hat, und die nächtlichen Reparatur- und Regenerationsvorgänge können ungestört weitergehen.

Wenn Ihre *iPump* durch ein Übermaß an Zucker und raffinierten Kohlenhydraten am Tag ausgeschaltet worden ist, sorgt der Honig dafür, dass sie wieder richtig arbeitet, und bringt Sie auf den richtigen Weg, um in der Nacht gut zu schlafen und Fett zu verbrennen.

Regel Nr. 3: Kein Fastfood

Streichen Sie alle verarbeiteten Lebensmittel von Ihrem Speiseplan. Dazu müssen Sie einen intensiven Blick auf alles Essbare werfen, das verpackt oder schon fertig zubereitet ist. Honig kann in Ihrem Körper viel Gutes bewirken, aber Sie können sich das Leben auch selbst erleichtern, indem Sie die leeren Kalorien und den potenziellen Schaden vermeiden, den künstliche und verarbeitete Nahrungsmittel verursachen. Versorgen Sie Ihren Körper stattdessen mit dem bestmöglichen Treibstoff.

Wenn Sie die Honig-Diät ernst nehmen, müssen Sie Chips, Limonaden (auch zuckerfreie!), Süßigkeiten und Schokolade, frittierte und verarbeitete Nahrungsmittel (alles, was komplett verpackt ist), Schnellimbisse, Kuchen und süße Teilchen vermeiden. Ich behaupte nicht, dass das einfach ist, vor allem zu Beginn, aber die gesundheitlichen Vorteile sind enorm.

Wenn Sie eine Zwischenmahlzeit brauchen, essen Sie eine Handvoll Nüsse. Wenn Sie Lust auf etwas Süßes haben, streichen Sie Honig auf eine Scheibe Toast oder einen Cracker oder geben Sie einen Teelöffel davon in einen kleinen Becher Naturjoghurt.

Sobald die Honig-Diät Ihnen in Fleisch und Blut übergegangen ist und Sie die dramatischen Verbesserungen in Ihrer mentalen und physischen Gesundheit feststellen, werden Sie gar nicht mehr verstehen können, warum Sie früher so viel pappiges, künstliches Essen voller Chemikalien zu sich genommen haben. Dann richten gelegentliche Ausrutscher auch keinen großen Schaden mehr an, aber es ist sinnvoll, schlechtes Essen zu vermeiden, soweit Sie können. Geben Sie Ihrem Körper wie auch Ihrem Gehirn die Chance, in Bestform zu arbeiten.

Regel Nr. 4: Genießen Sie ein gutes Frühstück

Heutzutage besteht das Frühstück häufig aus einer Tasse Tee oder Kaffee und einem Muffin »to go« oder einer Schale süßer Frühstücksflocken. Ungesünder geht es kaum!

Der Koffeinschock am frühen Morgen treibt die Stresshormone in die Höhe, und der Zucker aus den Frühstücksflocken oder dem Muffin sorgt für eine regelrechte Überschwemmung, so dass der Körper sofort jede Menge Insulin ausschüttet. Das heißt: Sie fangen jeden Tag schon im Fettspeicherungsmodus an und sorgen für Unterzucker und unwiderstehliche Zuckergelüste am Vormittag.

Noch schlimmer wäre es allerdings, das Frühstück ganz wegzulassen. Damit ist die Gewichtszunahme praktisch vorprogrammiert. Wenn Sie zu den vielen Menschen gehören, die an ein Frühstück nicht einmal denken mögen, ist das vielleicht ein Hinweis darauf, dass Ihr Gehirn in der Nacht Hunger hatte. Es hat dann ein Stresshormon ausgeschüttet, das Übelkeit hervorruft – dasselbe Hormon, das die Morgenübelkeit bei Schwangeren auslöst.

Wenn Sie sich aber zwingen, eine Scheibe Toast zu essen, fühlen Sie sich meistens besser, weil Sie damit die Glykogenspeicher in Ihrer Leber auffüllen und den Blutzuckerspiegel stabilisieren, so dass das Hormon verschwindet. Eine Scheibe Toast mit Honig wäre noch besser!

Bei der Honig-Diät empfehle ich Ihnen, den Tag mit einem oder zwei Teelöffeln Honig zu beginnen, die in heißem Wasser aufgelöst werden. Die kleine Blutzuckerspitze bereitet die Glykogenspeicher in der Leber optimal auf das Frühstück vor. Und dieses Frühstück kombiniert idealerweise Eiweiß (Eier, Bacon, Joghurt, Käse, Schinken) und Vollkornprodukte mit Honig (einige Frühstücksrezepte finden Sie in Kapitel 6).

Tun Sie sich keinen Zwang an, was die Menge und Vielfalt von Gemüse und Salat in Ihrer Ernährung angeht. Gemüse sind reich an Ballaststoffen und Vitaminen, Sie dürfen also pro Tag sechs bis neun Portionen davon essen. Sie tun Ihrem Körper und Ihrer Gesundheit damit etwas Gutes.

Die meisten Salate und Gemüse enthalten sogenannte sekundäre Pflanzenstoffe, die für unsere körperliche und geistige Gesundheit von größter Bedeutung sind. Lycopin zum Beispiel, das man in Tomaten, Melonen, roten Paprikaschoten, roten Zwiebeln und Radicchio findet, schützt nachweislich gegen Krebs, vor allem gegen Prostatakrebs. Knoblauch und Lauch enthalten einen Stoff namens Allicin, der das Herz schützt, und Salicylate, die starke entzündungshemmende und antioxidative Eigenschaften haben (das ist gut, weil Entzündungen die Grundlage der meisten degenerativen Erkrankungen sind, auch für Erkrankungen des Gehirns wie Alzheimer).

Frische Lebensmittel haben mehr Nährstoffe; entscheiden Sie sich also für saisonale, regionale Ware oder für Tiefkühlware: Lebensmittel, die unmittelbar nach der Ernte eingefroren werden, sind manchmal besser als solche, die wochenlang in den Supermarktregalen liegen.

Fettreduzierte oder fettfreie Milchprodukte sind im Moment sehr gefragt, aber ich glaube, da wird an der falschen Stelle gespart. Wenn nämlich das Fett aus Milchprodukten entfernt wird, läuft das unweigerlich darauf hinaus, dass Verdickungsmittel, Volumenstoffe, Süßstoffe oder Zucker hinzugefügt werden, damit das Ganze genießbar bleibt.

Untersuchungen zeigen aber, dass Joghurt mit natürlichem Fettgehalt wesentlich besser und länger sättigt als fettarmer Joghurt. Am allerbesten ist ein Bio-Naturjoghurt, der mit etwas Honig ganz besonders köstlich schmeckt.

Milchprodukte sind eine wichtige Kalziumquelle und können Ihnen beim Abnehmen helfen, selbst wenn sie ihren natürlichen Fettgehalt haben. Milchproteine sind besonders sättigend. Außerdem gibt es Hinweise darauf, dass das Kalzium in Milchprodukten fast wie ein Reinigungsmittel wirkt und Fett entfernt, bevor es gespeichert werden kann. Die Wirkung ist nicht besonders stark, sorgt aber immerhin für um die 45 Kalorien pro Tag, die Sie schon nicht anderswo einsparen müssen. Zudem wirkt sich das Kalzium in Milchprodukten günstig auf Ihren Blutdruck und auf die Gesundheit Ihrer Knochen aus.

Aber übertreiben Sie nicht! Wenn Sie zu viele fetthaltige Milchprodukte essen, summieren sich die Kalorien. Viele Menschen mögen fettarme Milch auch tatsächlich lieber als Vollmilch. Aber sparen Sie sich das Geld, das Sie für widerlich süße, pappige Diätjoghurts ausgeben würden. Erfreuen Sie sich lieber an dem wunderbar reichen, cremigen Geschmack eines echten, natürlichen, lebendigen Joghurts – den Sie in Maßen genießen.

Präzise gesagt: Ein kleiner Becher Joghurt oder Hüttenkäse pro Tag, ein streichholzschachtelgroßes Stück Käse (kaufen Sie kräftige Käsesorten, dann bekommen Sie mehr Geschmack für weniger Kalorien) und bis zu einem halben Liter Milch am Tag sind erlaubt.

Regel Nr. 7: Trinken Sie viel Wasser

Ihr Körper braucht Wasser, um richtig zu funktionieren, und die meisten Menschen trinken nicht genug. Statt Fruchtsäften und Limonaden (egal, ob mit oder ohne Zucker) sollten Sie mehr Wasser trinken. Versuchen Sie, es auf acht große Gläser pro Tag zu bringen.

Bei der Honig-Diät sind Kaffee und Tee erlaubt. Versuchen Sie jedoch, sich auf sechs Tassen pro Tag zu beschränken, und trinken Sie idealerweise keinen Kaffee oder Tee vor dem Frühstück. Und lassen Sie den Zucker weg. Süßen Sie mit Honig, wenn nötig.

Die Honig-Diät – Phase 2

Einigen Menschen fällt Phase 1 der Honig-Diät extrem leicht. Für sie ist es eher eine Erinnerung an gesündere Essgewohnheiten als eine dramatische Veränderung ihrer Lebensweise. Andere brauchen länger, um sich daran zu gewöhnen. Wenn Ihre Ernährung sich sehr stark auf zuckerhaltige Fertiggerichte stützt, werden Sie vermutlich ein paar Wochen brauchen, um den Zucker wegzulassen und vor allem das Fastfood für immer von Ihrem Speiseplan zu streichen.

Weil die Honig-Diät Ihre Essgelüste abbaut, werden Sie vermutlich schon in Phase 1 feststellen, dass Sie viel mehr Kontrolle über Ihr Essverhalten gewinnen, und weil die Diät zudem die nächtliche Fettverbrennung fördert, werden Sie anfangen, schlanker zu werden, und sofort einige überflüssige Pfunde verlieren.

Eine ernsthafte Diät zum Abnehmen verlangt aber konsequentere Maßnahmen. So ist Phase 2 der Honig-Diät darauf ausgelegt, möglichst viel abzunehmen und dabei die gesundheitsfördernde Wirkung des Honigs zu unterstützen.

Vielleicht brauchen Sie erst einmal ein paar Tage oder sogar Wochen in Phase 1, um sich an ein Leben ohne Zucker und Fastfood zu gewöhnen, bevor Sie einen Schritt weiter gehen. Wenn Sie es aber gar nicht mehr erwarten können, will ich Sie nicht daran hindern, sofort loszulegen. Kombinieren Sie einfach die Maßnahmen aus Phase 1 und 2.

Halten Sie sich weiterhin an die Regeln aus Phase 1:

Regel Nr. 1: Verwenden Sie das Superfood Honig statt Zucker
Regel Nr. 2: Trinken Sie jeden Abend einen Schlaftrunk mit Honig
Regel Nr. 3: Kein Fastfood
Regel Nr. 4: Genießen Sie ein gutes Frühstück
Regel Nr. 5: Essen Sie so viel Salat und Gemüse, wie Sie mögen
Regel Nr. 6: Milchprodukte mit natürlichem Fettgehalt sind erlaubt
Regel Nr. 7: Trinken Sie viel Wasser

Und dann nehmen Sie noch einige neue Regeln für Phase 2 dazu:

Regel Nr. 8: Ein Tag ohne
Stärke-Kohlenhydrate pro Woche

In den letzten Jahren sind einige interessante Untersuchungen über die Vorteile von Phasen-Diäten – und zwar mit Blick auf Gesundheit UND Gewichtsreduktion – erschienen, und ich bin überzeugt, eine eintägige Kohlenhydratpause pro Woche zahlt sich in beiden Bereichen aus.

Wenn Sie sich einen Tag lang von Brot, Nudeln, Mehl (Kuchen, Kekse usw.), Kartoffeln, Reis und Getreideflocken fernhalten, senken Sie Ihren Insulinspiegel beträchtlich.

Die meisten Menschen haben viel zu viel Insulin im Blut, und wenn Sie übergewichtig sind, steht zu befürchten, dass Sie unter einer Insulinresistenz leiden. Das heißt: Ihre Zellen sind so erschöpft von den ständigen Angriffen des Insulins, dass Sie auf den Stoff einfach nicht mehr reagieren. Ihr Körper weiß sich nun nicht anders zu helfen, als dass er noch mehr Insulin ausschüttet, um eine Reaktion hervorzurufen. Insulinresistenz bedeutet: Ihr Körper versucht, mit dem hohen Hormonspiegel irgendwie zurechtzukommen. Zahlreiche Studien zeigen aber auch, dass das Insulin der »Übeltäter« sein könnte, der nicht nur Diabetes, sondern auch Herzkrankheiten und viele Krebsarten hervorruft.

Wenn Sie einen Tag in der Woche die Stärke-Kohlenhydrate weglassen, ist das wie ein Reset für Ihre *iPump,* die sich möglicherweise daran gewöhnt hat, abgeschaltet zu werden. Sie senken für den Rest der Woche Ihren Insulinspiegel – zumindest, solange Sie sich an die übrigen Regeln der Honig-Diät halten und Zucker so weit wie möglich meiden.

Eventuell dauert es eine Weile, bis Sie sich an den kohlenhydratfreien Tag gewöhnt haben. Suchen Sie sich einen bestimmten Tag in der Woche dafür aus, und bleiben Sie dabei.

Wenn Sie reichlich Eiweiß zu sich nehmen (mageres Fleisch, Fisch, Milchprodukte wie Joghurt und Hüttenkäse oder vegetarische Ersatzstoffe wie Tofu und Quorn) und außerdem Salat und jede Menge Gemüse mit niedrigem Kohlenhydratgehalt essen (also alles außer Karotten, Steckrüben, Pastinaken, Kartoffeln, Erbsen und Mais), sollten Sie keine Hungergefühle haben.

Diese einfache Regel funktioniert am besten, wenn Sie den Tag ohne Kohlenhydrate jede Woche am gleichen Tag – also beispielsweise am Montag – einplanen. Gehen Sie »sauber« in die Woche, dann halten Sie sich den Rest der Zeit auch leichter an eine gesunde Ernährung und sorgen dafür, dass Ihre *iPump* optimal funktioniert.

Regel Nr. 9: Essen Sie Vollkorngetreide
(aber nicht zu viel)

Wir alle haben uns an helles Mehl, weiße Nudeln und geschälten Reis gewöhnt, und alle Fertiggerichte und verarbeiteten Nahrungsmittel bestehen zu einem Großteil aus raffinierten Stärke-Kohlenhydraten. Sie sind billiger, leichter herzustellen und länger haltbar: Kein Wunder, dass die großen Lebensmittelkonzerne so viel Wert darauf legen, dass Sie sich davon ernähren.

Aber Weißmehl enthält nur sehr wenige Nährstoffe und wird schnell vom Körper absorbiert. Es sorgt für Blutzuckerspitzen und entsprechende Mengen von Insulin im Blut. Vollkornbrot, Vollkornnudeln und ungeschälter Reis hingegen enthalten viele Ballaststoffe, sind also nicht nur gut für die Verdauung, sondern beschäftigen den Körper auch länger. In der Folge sättigen sie langanhaltender. Ein Teller Nudeln aus Weißmehl wird sofort zu einem Teller weißem Zucker verarbeitet, sobald Sie ihn gegessen haben. Mit Vollkornnudeln ist es ganz anders. Der Blutzuckerspiegel steigt nicht so stark, und der Insulinspiegel bleibt eher stabil.

Wenn die *iPump* abgeschaltet ist und der Körper Appetithormone ausschüttet, neigen Sie dazu, zu viel zu essen. Das wird aber schwieriger, wenn Sie nur Vollkornprodukte in der Küche haben.

Und es gibt noch mehr Vorteile. Vollkornprodukte sind reich an wichtigen Nährstoffen. Sie sättigen länger und sind ein wichtiger Bestandteil einer guten, gesunden und ausgewogenen Ernährung. Sie enthalten viele Ballaststoffe, die Verstopfung und anderen Verdauungsproblemen vorbeugen, und sie enthalten mehr Nährstoffe als Produkte aus Weißmehl, weil die äußeren Schichten des Getreidekorns erhalten bleiben. In diesen Schichten sitzen die meisten Nährstoffe. Ballaststoffe sorgen zusätzlich für eine bessere Sättigung und senken die Lust auf zuckerhaltige Nahrungsmittel.

So wie eine steigende Anzahl von Gesundheitsexperten lehne auch ich die regierungsamtlichen Empfehlungen bezüglich der Zusammensetzung unserer Nahrung ab. Bei uns in Europa besagen diese Empfehlungen nämlich, dass ein Drittel unserer Nahrung aus stärkehaltigen Lebensmitteln bestehen sollte. Meiner Meinung nach ist das viel zu viel. Wenn Sie Ihren Insulinspiegel ausbalancieren wollen (und das sollte ein großes Anliegen jeder gesunden Ernährung sein), müssen Sie hier Abstriche machen und dafür sorgen, dass Vollkornprodukte weniger als die Hälfte Ihrer Nahrung ausmachen. Eiweiß und Gemüse sollten die eigentlichen Helden auf Ihrem Teller sein.

In Phase 2 der Diät sollten Sie versuchen, nur noch zwei

Scheiben Vollkornbrot und nicht mehr als fünf bis sechs Reiswaffeln oder Vollkorn-Knäckebrotscheiben am Tag zu essen. Wenn Sie also Toast zum Frühstück essen, planen Sie zum Mittagessen eher eine Suppe oder einen großen Salat ein.

Wenn Sie Kohlenhydrate wie Nudeln oder Reis auf Ihren Teller geben, sollte die Portion nicht größer sein als Ihre Faust. Ein Teller voll mit dampfenden Nudeln oder Reis ist Ihnen beim Abnehmen nicht gerade hilfreich. Gesünder essen Sie, wenn Sie Brot, Kartoffeln oder Reis durch stärkehaltige Gemüsesorten wie Süßkartoffeln (nicht mehr als eine pro Tag), Kürbis, Pastinaken oder Karotten ersetzen. Außerdem sollten Sie statt Brot oder Kartoffeln als Beilage (und als eiweißreiche pflanzliche Alternative zu Fleisch und Eiern) so oft wie möglich Bohnen (Cannellini, Butterbohnen, Kidneybohnen) oder Linsen essen. Schälerbsen, dicke Bohnen, Kichererbsen und Linsen sind reich an Ballaststoffen, Eiweiß, Mineralien und Vitaminen. Und als zusätzlicher Gesundheitsbonus verbinden sich die Ballaststoffe mit den Gallensalzen aus der Leber und verhindern die Aufnahme von Cholesterin. Auf diese Weise senken sie das Risiko für Herzkrankheiten, Schlaganfall und Fettleibigkeit. Hülsenfrüchte sind echte Nährstoffbomben, und die Ballaststoffe sorgen dafür, dass der Körper länger braucht, um sie zu verarbeiten. So bleibt Ihr Blutzuckerspiegel stabil.

Auch wenn Sie den Verzehr von Kohlenhydraten reduzieren, sollten keine Hungergefühle aufkommen, solange Sie immer genug Eiweiß essen. Es wird vielleicht ein Weilchen dauern, bis Sie sich daran gewöhnt haben, aber im Grunde genommen geht es nur darum, die Kohlenhydrate von der Hauptspeise wieder zur Beilage zu machen.

Es klingt hart, aber tatsächlich wäre es gut, wenn Sie, solange Sie ernsthaft abnehmen wollen, Kartoffeln komplett von

Ihrem Speiseplan streichen, und zwar in allen Formen, von Chips über Pommes frites und Kartoffelpüree bis hin zu Ofenkartoffeln. Kartoffeln werden vom Körper ungeheuer schnell verbrannt und treiben den Insulinspiegel in die Höhe. Es ist eigentlich ganz einfach, sie durch andere Wurzelgemüsesorten zu ersetzen. Servieren Sie zu einer Mahlzeit gebratenes Wurzelgemüse, Kürbispüree, Süßkartoffeln, Sellerie oder Steckrüben. Diese Gemüse machen angenehm satt und enthalten zusätzlich noch Nährstoffe, die den Kartoffeln fehlen.

Psychologen haben festgestellt, dass es leichter fällt, sich an eine Diät zu halten, wenn die Regeln allgemein und einfach sind. Versuchen Sie es mit »Keine Kartoffeln, nie«. Das ist einfacher als nebulöse Regeln wie »Keine Pommes frites, Chips oder Bratkartoffeln, nur gekochte Kartoffeln oder Kartoffelpüree in kleinen Mengen«.

Regel Nr. 10: Essen Sie bei jeder Mahlzeit und bei jeder Zwischenmahlzeit Eiweiß

Wenn Sie dafür sorgen, dass Sie bei jeder Mahlzeit wenigstens ETWAS Eiweiß zu sich nehmen, fühlen Sie sich länger satt. Außerdem verhindern Sie damit gefährliche Blutzuckerspitzen und bleiben vor Essgelüsten geschützt. Eiweiß sättigt (Untersuchungen zeigen, dass unser Körper uns so lange Hungersignale sendet, bis wir genug Eiweiß gegessen haben) und erhält unsere Muskelkraft.

Wenn Sie abnehmen wollen, sollten Sie mageres Eiweiß essen, wann immer möglich, um Ihre Kalorienaufnahme zu bremsen. Entscheiden Sie sich also für Hähnchenfleisch (ohne Haut), fettarmes Schweinefleisch, Rindfleisch (als Steak oder fettarmes Hackfleisch), Eier, Lammfleisch (Fettränder entfernen und langsam schmoren, um das restliche Fett zu entfernen). Denken Sie aber auch an die großartigen pflanzlichen Eiweißarten wie Hummus, Erdnussbutter und die reiche Auswahl an Hülsenfrüchten.

Fisch wird in Phase 2 der Honig-Diät besonders wichtig. In Phase 1 wird er bereits empfohlen, in Phase 2 ist er Pflicht. Versuchen Sie, vier Portionen Fisch pro Woche zu essen, davon zwei Portionen fetten Fisch: Sardinen, Lachs, Thunfisch oder Sardellen. Sie sind reich an gesunden Omega-3-Fettsäuren, die die gefährlichen Triglyceride im Blut senken und damit Herzkrankheiten vorbeugen. Außerdem schützen Sie vor Herzinfarkt, indem sie den Blutdruck senken und das Verklumpen der Blutkörperchen verhindern. Omega-3-Fettsäuren schützen mit ihrer entzündungshemmenden Wirkung nicht nur vor Krebs, sondern auch vor entzündlichen Erkrankungen wie Rheuma und Arthritis.

Fisch ist eine gute, fettarme Eiweißquelle, solange er nicht mit Panade frittiert oder in einer sahnigen Sauce ertränkt wird. Frischer Fisch ist am besten, denn die Omega-3-Fettsäuren bauen sich ab, wenn der Fisch länger liegt oder nicht korrekt eingefroren wird. Wenn Sie keinen frischen Fisch bekommen, sind auch Lachs, Makrelen und Sardinen in Dosen gute Quellen für Omega-3-Fettsäuren.

Leider verliert Thunfisch viel von seinen gesunden Omega-3-Fettsäuren, wenn er konserviert wird, weil beim Garen viel Fett entfernt wird. Räucherfisch enthält noch alle Fettsäuren, aber auch viel Salz, vor allem Räucherhering – beschränken Sie sich auf eine Portion pro Woche.

Zum Frühstück können Sie Protein in Form von Eiern, Bacon, Erdnussbutter oder Joghurt zu sich nehmen. Mittags essen Sie Thunfisch, Eier, Schinken oder Hülsenfrüchte zum

Salat. Und versuchen Sie auch abends, eine Portion Eiweiß in der Größe Ihrer Handfläche einzuplanen.

Regel Nr. 11: Höchstens zwei Portionen Obst (kein Saft) am Tag

Obst ist voll mit Antioxidantien, aber auch mit Zucker. Wenn Sie also mehr als zwei Portionen Obst (eine Portion entspricht z.B. einem Apfel, einer Banane oder Orange oder einem Schälchen Kirschen) pro Tag essen, hindert Sie das möglicherweise am Abnehmen. Wenn Sie Obst essen, entscheiden Sie sich vorzugsweise für kohlenhydratarme Sorten wie Beeren oder Rhabarber. Sie enthalten relativ viel Ballast- und Nährstoffe im Verhältnis zum Zucker, sorgen also nicht so leicht für eine Blutzuckerspitze. Und essen Sie kein Obst an Ihrem kohlenhydratfreien Tag.

Obst sollten Sie immer eher essen als trinken: Säfte und Smoothies sind weniger geeignet. Der Fruchtzucker in Säften schießt direkt ins Blut, sorgt für die Ausschüttung von sehr viel ungesundem Insulin und erhöht die Wahrscheinlichkeit, dass der Zucker irgendwo auf Ihren Hüften als Fett gespeichert wird. Wenn wir eine Orange oder einen Apfel essen, bilden die Ballaststoffe eine Art Schutzschicht im Verdauungstrakt. Dadurch wird der Zucker langsamer absorbiert, und die Leber hat eine Chance, damit Schritt zu halten. Einige Beispiele: Ein halber Liter frischer Orangensaft enthält 51 Gramm Zucker, so viel wie 13 Vollkornkekse. Und ein Viertelliter Traubensaft enthält so viel Zucker wie vier Donuts mit Zuckerguss. Wenn Sie Saft trinken wollen, versuchen Sie es besser mit Karotten- oder Gemüsesaft.

5.

Erfolgreich mit der Honig-Diät

Die Honig-Diät ist erfrischend einfach. Alles dreht sich um gutes, gesundes Essen, und der Honig steht im Mittelpunkt. Ich glaube fest daran, dass jeder, unabhängig von Alter und Gesundheitszustand, davon profitiert, wenn er sich auf die Prinzipien der Honig-Diät einlässt.

Sie ist so wunderbar unkompliziert! Lästiges Kalorienzählen können Sie sich sparen. Sie müssen auch nicht losrennen und einen Vorratsschrank voll teurer Diätprodukte kaufen. Die einzige Investition besteht im Kauf eines großen Glases Honig. Und anders als bei vielen drakonischen Diätplänen müssen Sie sich nicht ständig mit Lebensmitteln herumschlagen, die nach nichts schmecken, schon gar nicht süß.

Wenn Sie mit Phase 1 der Honig-Diät begonnen haben (wie in Kapitel 4 beschrieben), können Sie sämtliche gesundheitlichen Vorteile genießen und sich in dem Bewusstsein sonnen, dass Ihr Körper jede Nacht Fett verbrennt. Phase 1 sollte die *iPump* wieder anwerfen, wenn sie nicht richtig gearbeitet hat; die zerstörerischen Stresshormone sollten abgebaut werden, und Sie sollten nachts tief und fest schlafen.

Und wie ich schon erklärt habe: Guter Schlaf heißt eben auch, Sie verbrennen Fett, während Sie einfach daliegen und absolut nichts tun!

Phase 2 verlangt etwas mehr Engagement, aber dafür sehen Sie Ihre Belohnung auch schon gegen Ende der ersten Woche auf der Waage. Wenn Sie die Kohlenhydrate reduzieren, Vollkornprodukte statt Weißmehl essen und einmal in der Woche einen kohlenhydratfreien Tag einlegen, nehmen Sie ab.

Wie jede Diät verlangt auch die Honig-Diät eine Anpassung an neue Essgewohnheiten, besonders was die Esszeiten und die Lebensmittel angeht. Ich habe aber versucht, es Ihnen so leicht wie möglich zu machen, indem ich einen genauen Plan entwickelt habe, den ich in diesem Kapitel vorstelle. Folgen Sie diesem Plan an sechs Tagen in der Woche. An Ihrem Tag ohne Kohlenhydrate folgen Sie dem Beispielplan, den Sie auf Seite 107 f. finden.

Aber bevor Sie anfangen, nehmen Sie sich den Einkaufszettel auf Seite 106 f. vor und legen Sie sich einige Vorräte an köstlichem, gesundem Essen an.

Die Honig-Diät – Phase 2

Vergessen Sie das Knabbern, Naschen und Grasen. Bei der Honig-Diät nehmen Sie täglich drei richtige Mahlzeiten zu sich: Frühstück, Mittagessen und Abendessen. Und zusätzlich eine »vierte Mahlzeit«, die sehr wichtig, ja unerlässlich ist: ein bis zwei Esslöffel Honig vor dem Schlafengehen.

Gleich nach dem Aufwachen

Statt eine Tasse Kaffee oder Tee zu trinken, gewöhnen Sie sich an, vor dem Frühstück Honig zu trinken: ein bis zwei Teelöffel Honig in heißem Wasser mit etwas Zitronensaft. Auf diese Weise wird Ihre Leber nach dem achtstündigen Fasten in der Nacht geweckt, Ihr Gehirn entspannt sich, und eventuelle Stresshormone, die vielleicht noch im Organismus kreisen, werden beruhigt. Die Tasse Tee oder Kaffee auf nüchternen Magen hilft Ihnen zwar beim Wachwerden, aber nur, weil sie die Ausschüttung von Adrenalin und anderen schädlichen Stresshormonen fördert.

Frühstück

Wenn Sie morgens gerne Frühstücksflocken essen, passen Sie auf: Die meisten enthalten SEHR viel Zucker und sorgen den Rest des Tages für Essgelüste. Selbst scheinbar »gesunde« Sorten wie Kleieflocken enthalten bis zu vier Teelöffel Zucker pro Portion, auch ohne dass Sie noch etwas Süßes dazutun.

Entscheiden Sie sich für Müsli ohne Zuckerzusatz, Weizenschrot (mit Honig oder aufgetauten TK-Beeren) oder ein Porridge mit Wasser und/oder Milch sowie etwas Honig.

Wenn es geht, essen Sie irgendeine Form von Eiweiß (Eier, gegrillter Bacon, Käse oder Schinken) zum Frühstück. So halten Sie sich die Appetithormone vom Hals und essen den restlichen Tag über weniger.

Versuchen Sie es mit einer Scheibe Vollkorntoast und zwei Eiern (pochiert, gekocht oder als Rührei) oder zwei Scheiben Bacon und einer gegrillten Tomate. Eine andere Möglichkeit sind zwei bis drei Esslöffel Naturjoghurt mit Honig und Obst. Wenn Sie unterwegs frühstücken, machen Sie sich ein Sandwich aus zwei Reiswaffeln und einer kräftigen Scheibe Brie und Schinken.

Dazu gibt es Tee oder Kaffee (wenn nötig, gesüßt mit Honig, nicht mit Zucker).

Mittagessen

Versuchen Sie es mit einer Suppe, idealerweise aus Linsen, Bohnen oder Fisch, damit Sie genügend Eiweiß bekommen. Dazu Vollkorn-Knäckebrot und eine Scheibe Käse, wenn Sie Hunger haben.

Oder Sie nehmen sich eine Schüssel Salat mit zur Arbeit. Auch hier sollten Sie für ausreichend Eiweiß sorgen, beispielsweise in Form von Thunfisch, einem gekochten Ei, Schinken oder Hähnchenfleisch.

Wenn Sie zum Frühstück keinen Toast und keine Flocken gegessen haben, können Sie jetzt auch ein Sandwich mit Vollkornbrot und einem Belag auf Eiweißbasis genießen: Salami und getrocknete Tomaten, Pastete und Paprika, Thunfisch, Käse oder Schinken. Entscheiden Sie sich vorzugsweise für ein Sandwich mit mehr Belag als Brot.

Wenn Sie kein Ei zum Frühstück gegessen haben, machen Sie sich gern auch ein Omelett oder Rührei auf Toast.

Wenn Sie am Vormittag oder Nachmittag Hunger bekommen, suchen Sie sich einen der folgenden Snacks aus:

- Zwei Reiswaffeln mit einer dünnen Scheibe Käse oder einem Aufstrich aus Hummus oder Mandelbutter
- Eine Portion Obst (maximal zwei pro Tag)
- Eine kleine Handvoll Nüsse, Kerne oder Trockenfrüchte (Datteln, Sultaninen, Rosinen, Aprikosen)
- Zwei bis drei Vollkorn-Grissini mit Hummus
- Zwei Vollkorncracker oder Reiswaffeln mit Erdnussbutter
- Ein paar Kirschtomaten
- Gemüsesticks aus Gurke, Sellerie und Karotten

Abendessen
(19 bis 21 Uhr, so spät wie möglich)

Wenn das Abendessen Ihre Hauptmahlzeit ist, sollte es im Wesentlichen aus Gemüse oder Salat (mit einem Dressing auf Olivenölbasis) und einer handtellergroßen Portion gegrilltem oder gedünstetem Eiweiß (Fisch, mageres Fleisch) sowie einer faustgroßen Portion Vollkornprodukten bestehen.

Wichtig ist, dass Sie bei jeder Mahlzeit eine Portion Eiweiß essen und dass die Portion stärkehaltige Kohlenhydrate (die wahrscheinlich kleiner ist als früher) aus VOLLKORNGE-TREIDE stammt. Vermeiden Sie Nudelgerichte, Risotto und Reis. Erforschen Sie stattdessen die vielen Möglichkeiten, die Ihnen Fleisch, Fisch und Gemüse bieten.

Es lohnt sich auch, die Regale eines Bioladens oder Reformhauses nach Getreidesorten wie Quinoa zu durchforsten. Quinoa sieht aus wie Vollkornreis und schmeckt auch ähnlich, enthält aber viel Eiweiß und wenig Kohlenhydrate.

Solange Ihre Mahlzeit eine handtellergroße Portion Eiweiß und viel Gemüse oder Salat enthält, sind Sie auf der sicheren Seite. Sorgen Sie nur dafür, dass Sie nicht zu viele Kohlenhydrate essen.

- Einige Beispiele: Hackfleisch mit Zwiebeln, Paprika, Zucchini und Tomaten, gewürzt mit Oregano und serviert mit einer kleinen Portion Vollkornnudeln oder einer Süßkartoffel, dazu Reibkäse mit kräftigem Geschmack
- Leber und Speck mit Zwiebelsauce und Blumenkohl
- Schinken-Käse-Omelett mit Salat
- Geräucherte Makrele mit gemischtem Salat und gegarter roter Bete
- Eintopf mit Schweinefleisch, Bohnen und Tomaten

- Rindfleisch aus dem Wok mit einer kleinen Portion Vollkornreis oder -nudeln
- Hähnchencurry mit Äpfeln, Aprikosen, Sultaninen, Tomaten und Kokosmilch, serviert mit einer kleinen Portion Vollkornreis
- Überbackener Blumenkohl mit Erbsen und Kirschtomaten
- Fleischbällchen in Tomatensauce mit einer kleinen Portion Vollkornnudeln

Wenn Sie einen süßen Zahn haben, können Sie zum Nachtisch 2–3 Teelöffel Beeren oder Obst mit Joghurt, saurer Sahne, Crème fraîche, gehackten Nüssen oder Kokosflocken genießen. Oder soll es vielleicht ein Becher Joghurt mit Honig sein? Wenn Ihnen eher nach Käse zumute ist, probieren Sie doch mal Reiswaffeln mit einem streichholzschachtelgroßen Stück Käse.

Vor dem Schlafengehen

Eine halbe Stunde vor dem Schlafengehen gibt es ein bis zwei Esslöffel Honig. Lösen Sie ihn in heißem Wasser (vielleicht mit einem Spritzer Fruchtsaft oder Zitrone, um den Geschmack zu variieren) oder Kräutertee auf, streichen Sie ihn auf eine Scheibe Knäckebrot oder rühren Sie ihn in etwas Naturjoghurt.

Und dann: Gehen Sie so zeitig ins Bett, dass Sie acht Stunden Schlaf bekommen.

Olivenöl

Benutzen Sie Olivenöl als Basis für Ihre Salatdressings, und braten Sie Ihr Essen in einer Pfanne, die Sie mit einigen Tropfen Olivenöl einreiben oder mit Olivenölspray einsprühen. Fett ist zwar nicht so schädlich wie Zucker, aber Sie sollten Ihre Kalorienaufnahme insgesamt reduzieren, wenn Sie Diät halten. Außerdem enthält Olivenöl einfach gesättigte Fettsäuren, die helfen, das schädliche LDL-Cholesterin abzubauen, und das gute HDL-Cholesterin fördern. Die Fettsäuren aus den Oliven fördern zudem die Bildung des Wohlfühlhormons Serotonin.

Nüsse

Wenn Sie zwischen den Mahlzeiten Hunger bekommen, essen Sie ruhig jeden Tag ein paar Nüsse: nicht mehr als eine kleine Handvoll. Ideal sind ungesalzene Nüsse (Mandeln, Cashew-Kerne oder Walnüsse). Die meisten Nüsse enthalten ungesättigte Fettsäuren, die dem Herz guttun. Außerdem sind sie reichlich ausgestattet mit dem Antioxidans Vitamin E, mit Folsäure (die das gefährliche Homocystein im Blut reduziert) und Ballaststoffen (die den Cholesterinspiegel senken). Zusätzlich enthalten sie Arginin, einen Ausgangsstoff von Salpetersäure, einer Substanz, die in den Wänden der Blutgefäße gebildet wird und dafür sorgt, dass sich die Blutgefäße entspannen und dass die Blutkörperchen nicht verklumpen.

Untersuchungen haben gezeigt, dass drei bis vier Esslöffel

Nüsse, an fünf Tagen in der Woche genossen, das Risiko einer Erkrankung der Herzkranzgefäße um 25 bis 39 Prozent senken.

Zeit für einen Drink?

Untersuchungen zeigen, dass Menschen, die Alkohol in Maßen genießen, gesünder sind als Abstinenzler. Kleinere Mengen Alkohol erhöhen den Spiegel des guten Cholesterins im Blut.

Wenn Sie etwas trinken wollen, ist Rotwein vermutlich die beste Wahl. Er enthält das Antioxidans Resveratrol, das gegen Herzkrankheiten schützen kann; die Salicylate im Rotwein (die aus den Traubenschalen stammen) haben Einfluss auf Prozesse im Körper, die zu Krebs, Herzkrankheiten und Alzheimer führen können. Einige Studien deuten darauf hin, dass das Phenylethylamin im Rotwein auch die Ausschüttung des Wohlfühlstoffs Dopamin fördert.

Bleiben Sie bei einem kleinen Glas pro Tag, vorzugsweise zum Abendessen. Trinken Sie auf keinen Fall zu viel, und wenn Sie sehr viel Übergewicht haben, lassen Sie den Wein vorerst ganz weg. Mehr als zwei Gläser pro Tag erhöhen hingegen Ihr Gesundheitsrisiko – auch das Krebsrisiko. Außerdem beeinträchtigt Alkohol Ihren Schlaf und die nächtliche Fettverbrennung.

Ihr Einkaufszettel

Wenn Sie sich entschlossen haben, mit Hilfe der Honig-Diät abzunehmen, bereiten Sie sich ein wenig darauf vor. Durchforsten Sie Ihren Vorrats- und Kühlschrank nach allen abgepackten Lebensmitteln und Fertiggerichten. Lesen Sie die Etiketten und werfen Sie alles weg, was Zucker oder Süßstoff in irgendeiner Form enthält. Die Stichworte sind: Glukose, Fruktose, Maissirup, Dextrose, Laktose, Maltodextrin, Maltose, Sucrose, Xylose, Xylit, Aspartam, Saccharin, Sucralose und so weiter. Dann entfernen Sie alles, was Weißmehl enthält (Brot, Kekse, Cracker) und alle Halbfertig- und Fertiggerichte. Diese Diät basiert auf einfachen, natürlichen, vollwertigen Lebensmitteln; sorgen Sie also für einen Vorrat an folgenden Dingen:

- Honig
- Mageres Fleisch (Hähnchen, Pute, Rindfleisch, Bacon, Lammfleisch, Schweinefleisch, Schinken, Kalbfleisch und fettarme Hamburger und Würste)
- Eier
- Fisch (alle Sorten, frisch, in Dosen oder Tiefkühlware, aber ohne Panade)
- Salat und Gemüse (Artischocken, Avocado, Blattsalat, Blumenkohl, Bohnen, Brokkoli, Brunnenkresse, Frühlingszwiebeln, Gurke, Grünkohl, Kohl, Kürbis, Lauch, Paprika, Pilze, Rhabarber, Radieschen/Rettich, Rosenkohl, Rote Bete, Rübchen, Schalotten, Sellerie, Spinat, Spargel, Sprossen, Tomaten, Zucchini, Zwiebeln)
- Hülsenfrüchte (Bohnen, Linsen)
- Obst (vor allem Beeren, auch Tiefkühlware)
- Olivenöl

- Kräuter und Gewürze
- Milchprodukte mit natürlichem Fettgehalt (Bio-Natur-joghurt, Hüttenkäse, alle Arten von Käse, Milch – fettarme Milch ist erlaubt, wenn Sie sie lieber mögen)
- Vorräte (Vollkornmehl, Vollkornnudeln, Vollkornreis, Frühstücksflocken ohne Zucker, Haferflocken, Trockenfrüchte, Nüsse, Reiswaffeln, Knäckebrot, Erdnussbutter ohne Zucker)

Der kohlenhydratfreie Tag

Wenn Sie den Bogen einmal heraushaben, fällt es Ihnen leicht, einen Tag ohne Stärke-Kohlenhydrate zu verbringen. Hungergefühle müssen dabei nicht sein!

Trinken Sie gleich nach dem Aufstehen eine Tasse heißes Wasser mit Honig und einem Spritzer Zitrone.

Vorschläge für Ihr Frühstück
- Zwei Scheiben gegrillter Bacon und eine gegrillte Tomate
- Zwei kleine Würstchen und ein Apfel
- Geräucherter Hering
- Zwei Scheiben Schinken mit Salat
- Gegrillter Bacon mit gebratenem Ei und Pilzen

Vorschläge für Ihr Mittagessen
- Suppe
- Salat mit Eiweiß (Eier, Schinken, Thunfisch, Käse) oder eine gesunde eigene Komposition: Thunfisch mit Butterbohnen;

ein Salat aus dreierlei Bohnen mit Käse; Avocado mit Krabben, Basilikum und Tomate …

- Omelett mit Schinken, Pilzen, Tomaten oder Käse

Vorschläge für Ihr Abendessen

- Eine handtellergroße Portion Fleisch oder Fisch nach Wahl, dazu so viel Salat oder Gemüse, wie Sie mögen. Statt normaler Beilagen können Sie es auch einmal mit kohlenhydratfreien Nudeln (aus Yams-Wurzel) probieren.
- Zum Nachtisch gibt es Joghurt mit Sonnenblumen- oder Kürbiskernen und Honig oder ein Stück Käse. Heute essen Sie bitte kein Obst.

Zwischenmahlzeiten

- Eine kleine Handvoll Nüsse
- Gemüsesticks mit Hummus-Dip
- Frischkäse mit kleinen Stückchen Räucherlachs

Und vergessen Sie Ihren Honig-Schlaftrunk nicht!

6

Kochen mit dem Superfood Honig

Entscheiden Sie sich für Honig – sofort

Verwenden Sie Honig …

- … als süßes Dessert mit Obst, Joghurt oder Frühstücks-flocken
- … zum Süßen von Tee, Kaffee und Smoothies
- … als Gewürz für gegrillte Spareribs, Koteletts oder Chicken Wings
- … im Salatdressing mit Olivenöl und Essig

Honig beim Backen

- Honig ist doppelt so süß wie Zucker. Wenn Sie Honig beim Backen verwenden, halbieren Sie also die Zucker-menge. Weil Honig Wasser anzieht, müssen Sie auch die Flüssigkeitsmenge um ein Fünftel reduzieren: Statt 250 ml Flüssigkeit nehmen Sie 200 ml und so weiter.
- Wenn Sie mit Honig backen, rühren Sie den Teig länger als bei Verwendung von Zucker.
- Geben Sie pro 200 ml Honig einen halben Teelöffel Natron in den Teig. Es neutralisiert die Säure des Honigs und lässt den Teig besser aufgehen.
- Senken Sie die Backtemperatur ein wenig: Honig macht das Gebäck knuspriger und lässt es schneller bräunen als Zucker.

Honig richtig abmessen

Fetten Sie Ihren Messbecher leicht ein, bevor Sie die erforderliche Menge Honig hineingeben. So löst sich der Honig leichter von den Wänden und bleibt nicht im Messbecher hängen.

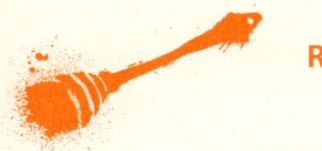

Rezepte

Porridge spezial

Für 1 Portion

- 2 gehäufte EL Hafer- oder Porridgeflocken
- 1 EL Sultaninen
- 250 ml Wasser oder fettarme Milch
- 2 getrocknete Aprikosen oder Mandeln, gehackt
- 1 TL Honig

Geben Sie Flocken, Sultaninen und Wasser bzw. Milch in eine antihaftbeschichtete Pfanne und lassen Sie die Mischung unter häufigem Rühren 10 Minuten bei kleiner Hitze kochen. Schütten Sie die Mischung in eine Schüssel, geben Sie Aprikosen oder Mandeln dazu und träufeln Sie den Honig darüber.

Klassisches Müsli

Eine knusprige Mischung mit Honig statt Zucker. Sie ist billiger und schmeckt besser als alles, was Sie im Laden kaufen können.

Ergibt 1 Kilo

- 250 g Haferflocken
- 100 g Weizenkleie
- 150 g Sonnenblumenkerne
- 150 g Honig
- 60 ml Erdnussöl
- 100 g Haselnüsse
- 150 g getrocknete Datteln
- 100 g getrocknete Aprikosen
- 100 g Weizenkeime
- 100 g Sultaninen

Heizen Sie den Backofen auf 180 °C (Gas Stufe 4) vor. Mischen Sie Haferflocken, Weizenkleie und Sonnenblumenkerne in einer großen Schüssel. Erhitzen Sie den Honig mit dem Öl in einer Pfanne, bis er geschmolzen ist. Geben Sie ihn über die trockene Mischung. Gut verrühren und auf einem Backblech verteilen. 20 Minuten im Backofen backen, dabei drei- bis viermal durchmischen. Inzwischen rösten Sie die Haselnüsse im Backofen auf einem separaten Blech etwa 10 Minuten lang. Anschließend die gerösteten Nüsse zusammen mit den Datteln und den getrockneten Aprikosen grob hacken. Lassen Sie die Flockenmischung abkühlen, rühren Sie Nüsse und Früchte, Weizenkeime und Sultaninen darunter. Bewahren Sie die Mischung in einem gut verschließbaren Glas auf.

Energieriegel

Ein sehr wohlschmeckender Snack aus Honig und Erdnuss-butter. Die Riegel enthalten Honig statt Zucker und halten sich in einem luftdichten Behälter fünf bis sieben Tage lang.

Für 16 Riegel

- 125 g Butter
- 125 g Erdnussbutter, crunchy
- 150 g Honig, plus extra Honig zum Beträufeln
- fein abgeriebene Schale von 1 Orange und 1 Zitrone
- 200 g Hafer- oder Porridgeflocken
- 150 g Trockenfrüchte (Rosinen, Sultaninen, gehackte Aprikosen, Zwetschgen, Datteln)
- 150 g gemischte Kerne

Heizen Sie den Backofen auf 160 °C (Gas Stufe 3) vor. Belegen Sie ein Backblech mit Backpapier. Sie brauchen eine Fläche von etwa 20 x 20 cm. Geben Sie Butter, Erdnussbutter, Honig und Zitrusschalen in eine tiefe Pfanne. Lassen Sie alles bei kleiner Hitze schmelzen und rühren Sie gelegentlich um. Geben Sie die Flocken, die Trockenfrüchte und drei Viertel der Kerne dazu und rühren Sie, bis sich alles gut verbunden hat. Verteilen Sie den Teig gleichmäßig auf dem Backblech. Verteilen Sie die restlichen Kerne darauf und beträufeln Sie alles mit etwas Honig. 30 Minuten backen, bis die Mischung in der Mitte golden und an den Rändern goldbraun ist. Auf dem Backblech vollständig abkühlen lassen, dann herausnehmen und mit einem scharfen Messer in Riegel schneiden.

Smoothie aus Obst und Honig

Dieser leckere Smoothie enthält jede Menge Bioflavonoide, Pflanzenmoleküle, die wirksam sind gegen Diabetes.

Für 1 Portion
- ½ Banane
- 5 Erdbeeren
- 250 g Naturjoghurt
- 2 TL Honig
- Eiswürfel

Schneiden Sie die Banane in Stücke und geben Sie sie mit den Erdbeeren in einen Mixer. Dann fügen Sie Joghurt, Honig und die Eiswürfel hinzu. Mixen Sie alles, bis daraus ein köstlicher, geschmeidiger und kühler Drink geworden ist.

Zimt-Honig-Butter

Ergibt 250 g
- 60 g weiche Butter
- ¼ TL gemahlener Zimt
- 175 g Honig
- 1 EL Frischkäse nach Wunsch

Mischen Sie alle Zutaten in einer Schüssel und kneten Sie sie kräftig durch, bis die Mischung weich und cremig ist. Streichen Sie die Butter auf heißen Toast, Vollkorn-Knäckebrot oder Reiswaffeln.

Honigkuchen

Für 1 Kastenkuchen

- 1 unbehandelte Zitrone
- 150 ml Milch
- 5 Eier
- ½ TL Backpulver
- 125 g Grieß
- 125 g gemahlene Mandeln
- 7 EL flüssiger Honig
- 1 Prise Salz
- Butter zum Einfetten der Form
- Zum Servieren: griechischer Joghurt und Honig

Heizen Sie den Backofen auf 180 °C (Gas Stufe 4) vor und fetten Sie die Kastenform ein. Reiben Sie die Zitronenschale ab und pressen Sie den Saft aus. Den Saft geben Sie zur Milch. Trennen Sie die Eier. Mischen Sie Backpulver, Grieß und gemahlene Mandeln in einer Schüssel. Verrühren Sie die Eigelbe mit der Zitronenschale und dem Honig, bis die Mischung hell und schaumig ist. Dann schlagen Sie in einer anderen Schüssel die Eiweiße mit einer Prise Salz zu Eischnee. Rühren Sie die trockene Mischung in die Eigelbmischung, geben Sie die Zitronenmilch dazu und verrühren Sie alles zu einer sämigen Masse. Heben Sie den Einschnee nach und nach unter und geben Sie den Teig in die Backform. Etwa 40 Minuten backen, bis der Kuchen fest ist. Noch warm aufschneiden und mit griechischem Joghurt und Honig servieren.

Honig-Bananen-Muffins

Eine gesunde Muffin-Alternative mit etwas Honig statt Unmengen von Zucker. Wenn Sie eine Schokoladenvariante ausprobieren wollen, geben Sie 2 EL Backkakao in den Teig.

Für 10–12 Muffins

- 3 große Bananen, zerdrückt
- 5 EL Honig
- 1 Ei
- 2 EL flüssige Butter
- 75 ml Sonnenblumenöl
- 225 g Vollkornmehl
- 1 TL Backpulver
- 1 TL Natron
- ½ TL Salz
- 1 kleine Banane, in Scheiben geschnitten

Für die Streusel

- 2 EL Mehl
- ½ TL gemahlener Zimt
- 1 TL fester Honig
- 1 EL eiskalte Butter

Heizen Sie den Ofen auf 190 °C (Gas Stufe 5) vor und geben Sie Muffinförmchen aus Papier in eine Muffinbackform mit 12 Vertiefungen.

Für den Teig Bananen, Honig, Ei, geschmolzene Butter und Öl einige Minuten in einer Schüssel schaumig schlagen. In einer zweiten Schüssel Mehl, Backpulver, Natron und Salz mischen. Die Bananenmischung zur Mehlmischung schütten und alles gründlich verrühren.

Geben Sie den Teig mit einem Löffel in die Muffinförmchen. Legen Sie auf jeden Muffin eine Bananenscheibe. Für die Streusel mischen Sie Mehl, Zimt und Honig in einer Schüssel. Bröseln Sie die kalte Butter mit den Fingern hinein und verteilen Sie die Streusel über den Muffins. 20 Minuten im heißen Ofen backen, bis ein Zahnstocher, den Sie in einen der Muffins stecken, sauber wieder herauskommt.

Weiche Honigbrezeln

Diese weichen Brezeln mit Honig und Zimt sind einfach unwiderstehlich.

Für etwa 12 Stück

- 1 TL Trockenhefe
- 4 EL Honig
- 1 Prise Meersalz
- 225 g Vollkornmehl
- 150 g Vollkorn-Brotmehl
- 2 EL Natron
- 4 EL geschmolzene Butter
- 1 EL gemahlener Zimt

Lösen Sie die Trockenhefe, 2 Esslöffel Honig und das Salz in 250 ml warmem Wasser auf. Geben Sie die beiden Mehlsorten in eine Schüssel und die Hefemischung dazu, und stellen Sie einen Teig her. Kneten Sie den Teig auf einer leicht bemehlten Oberfläche, bis er weich und elastisch ist. Dieser Schritt ist wichtig, um wirklich weiche Brezeln zu bekommen. Lassen Sie den Teig 45 Minuten an einem warmen Ort gehen. Wenn er seine Größe verdoppelt hat, teilen Sie ihn in 12 Stücke, die sie zu langen Schnüren mit 1 cm Dicke rollen. Lassen Sie diese Schnüre an einem warmen Ort eine weitere halbe Stunde gehen. Heizen Sie den Backofen auf 220 °C (Gas Stufe 7) vor. Rollen Sie die Schnüre erneut, bis sie ca. 1 cm dick sind und formen sie dann zu Brezeln. Stellen Sie ein Sodabad aus einem halben Liter warmem Wasser und dem Natron her. Gut umrühren, dann tauchen Sie die Brezeln einzeln in das Bad und legen sie auf ein mit Backpapier belegtes Backblech. Backen Sie die Brezeln etwa 10 Minuten lang, bis sie goldbraun sind. Bepinseln Sie sie dann noch warm mit einer Mischung aus der geschmolzenen Butter und dem restlichen Honig. Bestreuen Sie die Brezeln mit gemahlenem Zimt und servieren Sie sie warm.

Weicher, saftiger Bananenkuchen

Dieser Kuchen ist luftig, weich, saftig und voll mit dem unwiderstehlichen Duft frischer Bananen.

Für Kastenkuchen (23 cm)

- 3 Eier (Zimmertemperatur)
- 6 EL Honig
- 3 große sehr reife Bananen
- 180 g Vollkornmehl
- ½ TL Backpulver
- ¼ TL Natron
- 80 ml Sonnenblumenöl
- 2 EL geschmolzene Butter

Heizen Sie den Backofen auf 170 °C (Gas Stufe 3–4) vor, fetten Sie den Boden (nicht die Wände!) der Kastenform ein und bestreuen Sie den Boden mit Mehl. Schlagen Sie die Eier mit dem Handrührer auf höchster Stufe, bis sie schaumig und etwas fest werden. Dann geben Sie den Honig dazu und schlagen weiter, bis die Masse ihr Volumen verdoppelt hat. Zerdrücken Sie die Bananen und rühren Sie sie mit einem Löffel unter die Mischung. Sieben Sie Mehl, Backpulver und Natron darüber und arbeiten Sie alles gut ein, ohne den Teig zu viel zu kneten oder zu rühren. Etwa ein Drittel des Teigs vermischen Sie dann gründlich mit Öl und Butter. Geben Sie diese Mischung zum restlichen Teig und arbeiten alles gut unter. Den Teig geben Sie in die vorbereitete Kastenform und backen den Kuchen 40 bis 45 Minuten auf der untersten Leiste des Backofens (so geht er besser auf). Der Kuchen ist fertig, wenn er goldbraun ist und ein hineingesteckter Holzspieß sauber wieder herauskommt. Bevor Sie den Kuchen aus der Form nehmen, stürzen Sie die Form auf einen Rost und lassen ihn vollständig auskühlen. So bekommt er die richtige Höhe.

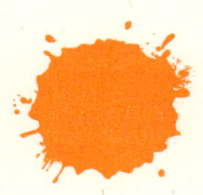

Honigbrötchen

Diese Honigbrötchen sind süßer als normale Brötchen und passen deshalb ganz besonders gut zum Tee.

Für 5–6 Personen

Für den Teig

- 50 g Vollkornmehl
- 220 g helles Mehl
- 2 TL Trockenhefe
- 2 TL Milchpulver
- 1 TL Meersalz
- 1 EL Honig
- 30 g geschmolzene Butter
- ½ verquirltes Ei
- 125 ml Wasser
- 60 g Rosinen nach Wunsch

Für die Glasur

- ½ verquirltes Ei
- 1 EL Milch

Mischen Sie alle Zutaten für den Teig bis auf die Rosinen in einer großen Schüssel und rühren Sie, bis eine sämige Masse entsteht. Bestreuen Sie Ihre Arbeitsfläche mit Mehl, damit der Teig nicht festklebt, und kneten Sie ihn mit den Fingern etwa 10 Minuten durch. Legen Sie den Teig immer wieder zusammen und schieben ihn weg, bis er weich und geschmeidig ist. Er sollte nachgeben, aber zurückfedern, wenn Sie leicht mit dem Finger daraufdrücken. Lassen Sie ihn an einem warmen Ort 30 bis 40 Minuten gehen, bis er sein Volumen verdoppelt hat, und drücken ihn dann mit den Händen wieder zusammen.

Heizen Sie den Backofen auf 180 °C (Gas Stufe 4) vor. Wenn Sie mögen, geben Sie jetzt die Rosinen auf den Teig. Dann falten Sie ihn zusammen und rollen ihn ein. Schneiden Sie die Rolle in Scheiben und formen Sie diese Scheiben mit der Hand zu einem Oval. Fetten Sie ein Backblech mit Olivenöl ein oder belegen Sie es mit Backpapier. Legen Sie alle Teigstücke auf das Blech und lassen Sie sie weitere 30 bis 40 Minuten ein zweites Mal aufgehen. Die Stücke sollten ihre Größe wieder verdoppeln. Kerben Sie jedes Brötchen mit einem Messer ein. Bereiten Sie aus Ei und Milch die Glasur zu und bepinseln Sie die Brötchen damit. Backen Sie sie im Ofen etwa 15 bis 20 Minuten, bis sie goldbraun sind. Heiß oder kalt servieren, mit kalter Butter oder mit der leckeren Zimt-Honig-Butter.

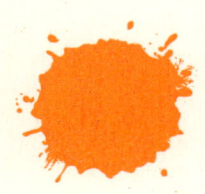

Honigbrötchen mit Schokoladenchips

Wenn es Ihnen zu mühsam ist, immer alle Zutaten abzuwiegen, versuchen Sie es doch mal mit diesem einfachen Rezept, bei dem alles mit Löffeln und Tassen abgewogen wird. Die Zubereitung ist dieselbe wie bei den Honigbrötchen.

Für 5–6 Personen

Für den Teig
- 2 Tassen Vollkorn-Brotmehl
- 2 TL Trockenhefe
- 2 TL Milchpulver
- 1 TL Meersalz
- 1 EL Honig
- 2 EL geschmolzene Butter
- ½ verquirltes Ei
- ½ Tasse Schokoladenchips

Für die Glasur
- ½ verquirltes Ei
- 1 EL Milch

Die Brötchen werden genauso zubereitet wie die Honigbrötchen von Seite 119. Die Schokoladenchips werden vor dem Einrollen auf den Teig gegeben wie bei den Honigbrötchen die Rosinen.

Honigbrot mit Rosinen

Dieses Brot können Sie als köstlichen Laib zubereiten, der auch gut zu toasten ist, oder als leckere Brötchen.

Ergibt 1 Laib

- 50 g Haferkleie
- 220 g Vollkorn-Brotmehl
- 2 TL Trockenhefe
- 2 TL Milchpulver
- 1 TL Meersalz
- 1 EL Honig
- 30 g geschmolzene Butter
- ½ verquirltes Ei
- 125 ml Wasser
- 60 g Rosinen oder getrocknete Cranberries

Zum Bestreichen / Bestreuen

- ½ verquirltes Ei
- 1 EL Milch
- 50 g Haferflocken oder Sesamsaat

Bereiten Sie den Teig genauso zu wie bei den Honigbrötchen. Die Rosinen oder Cranberries geben Sie vor dem Aufrollen auf den Teig, schneiden ihn aber nicht in Scheiben. Fetten Sie eine Kastenform mit Olivenöl ein. Lassen Sie den Teig in der Form weitere 30 bis 40 Minuten gehen, so dass er sein Volumen etwa verdoppelt. Verrühren Sie Ei und Milch und bestreichen damit die Teigoberfläche. Dann streuen Sie die Haferflocken oder den Sesam darauf, für eine knusprige Kruste. Der Teig wird etwa 20 Minuten goldbraun gebacken. Servieren Sie das Brot warm oder kalt mit kalter Butter oder mit Zimt-Honig-Butter.

Apfel-Walnuss-Kekse

Diese nahrhaften Kekse sind ein toller Snack.

Für 12–15 Stück

- 75 g Vollkornmehl
- 75 g Haferflocken
- ½ TL Backpulver
- ½ TL gemahlener Zimt
- 1 Apfel, geschält, entkernt und gerieben
- 50 g gehackte Walnüsse
- 75 g Honig
- 60 ml Sonnenblumenöl
- abgeriebene Schale von einer ½ unbehandelten Orange

Heizen Sie den Backofen auf 180 °C (Gas Stufe 4) vor. Mischen Sie Mehl, Haferflocken, Backpulver und Zimt in einer Schüssel. Geben Sie den geriebenen Apfel und die Nüsse hinzu und vermischen Sie alles gründlich. In einer weiteren Schüssel verrühren Sie den Honig, das Öl und die Orangenschale. Geben Sie die nassen Zutaten zu den trockenen und kneten Sie alles zusammen. Verteilen Sie gehäufte Teelöffel des Teigs auf ein mit Backpapier belegtes Backblech, lassen Sie etwa 5 cm Platz zwischen den einzelnen Teighäufchen, und backen Sie die Kekse 10 Minuten.

Knuspriger Rhabarber-Bananen-Crumble

Ein wunderbarer zuckerfreier Auflauf.

Für 2 Portionen

Für die Füllung

- 200 g Rhabarber in Stücken à 1 cm
- Saft von 1 Orange
- 1 EL Honig
- 1 reife Banane, in Scheiben geschnitten

Für die Streusel

- 25 ml Sonnenblumenöl
- 2 EL Honig
- 30 g gemahlene Mandeln
- 50 g zarte Haferflocken
- abgeriebene Schale von einer ½ Orange
- ½ TL gemahlener Zimt
- 1 Handvoll grob gehackte Pekannüsse (nach Wunsch)

Heizen Sie den Backofen auf 180 °C (Gas Stufe 4) vor. Kochen Sie Rhabarber, Orangensaft und 1 Esslöffel Honig in einer antihaftbeschichteten Pfanne langsam auf. Schalten Sie die Temperatur herunter und lassen Sie die Mischung bei geschlossenem Deckel 5 Minuten köcheln, bis der Rhabarber weich ist. Für die Streusel vermischen Sie in einer Schüssel Öl und Honig, dann geben Sie die Mandeln, Haferflocken, Orangenschale, Zimt und Pekannüsse dazu und rühren gut um. Schütten Sie den Rhabarber in eine kleine ofenfeste Form und legen Sie die Bananenscheiben darauf. Dann geben Sie die Streusel darüber. Backen Sie den Auflauf 15 bis 20 Minuten, bis die Oberfläche schön gebräunt ist und die Füllung Blasen schlägt.

7

Die Fitnesskur für Ihr Gehirn

Bei der Honig-Diät geht es nicht nur um Ihr Gewicht, sondern auch um die Ernährung Ihres Gehirns, um eine Verbesserung von Gedächtnis und Konzentration und einen guten Schutz gegen vorzeitiges geistiges Altern.

Haben Sie schon mal ein Zimmer betreten und sich gefragt, was Sie um Himmels willen dort wollten? Fällt es Ihnen gelegentlich schwer, sich Namen zu merken? Vergessen Sie oft, wohin Sie Ihre Autoschlüssel gelegt haben? Oder was Sie gestern oder letztes Wochenende gemacht haben?

Sie können jetzt Ihr Alter als Grund nennen oder sagen, Sie führen eben ein hektisches Leben und haben einfach zu viel um die Ohren. Aber die Wahrheit ist leider: Ihr Gehirn baut ab. Das ist eine normale Erscheinung, wenn Menschen älter werden, wenn Zellen absterben und nicht mehr ersetzt werden. Tatsächlich schrumpft unser ach so wichtiges Gehirn jedes Jahr um etwa einen Zentimeter, wenn wir die erste Hälfte unseres Lebens hinter uns haben. Und wir können nicht viel dagegen tun.

Wenn Sie allerdings zulassen, dass Ihr Gehirn Hunger leidet – weil wir zu viel Zucker und Fastfood essen oder nicht genug schlafen –, schüttet dieses wichtige Organ jede Menge Stresshormone aus, die nach Ansicht zahlreicher Forscher dazu führen, dass es viel schneller schrumpft.

Sie haben richtig gelesen: Dieselben Reaktionen eines hungrigen Gehirns, die uns dick machen und unseren Schlaf stören, sorgen auch dafür, dass unser empfindliches Gehirn schrumpft.

Das klingt furchtbar, ich weiß. Aber wenn Sie sich an die Honig-Diät halten, können Sie diesen Prozess umkehren. Sie werden klarer im Kopf, können sich besser konzentrieren und verbessern Ihr Gedächtnis.

iPump und IQ

Wenn Sie Spezialisten zu den möglichen Gründen von Demenz und Alzheimer befragen, werden sie in der Regel auf die Verstopfung der winzigen Blutgefäße im Gehirn hinweisen, die ihrer Meinung nach die Blutzufuhr drosseln und Neuronen in ganzen Hirnarealen aushungern. Ich glaube allerdings, dass das Problem durch den Kurzschluss der *iPump* in den Gliazellen hervorgerufen wird.

Untersuchungen zeigen, dass fettleibige Kinder, die sich von stark zuckerhaltigem Fastfood ernähren (und deshalb mit ständig ausgeschalteter *iPump* leben), einen tendenziell niedrigeren IQ haben als normalgewichtige Kinder. Diese Kinder sind so jung, dass ihre Fettleibigkeit (selbst wenn sie Diabetes auslöst) noch gar nicht genug Zeit hatte, die Blutgefäße im Gehirn zu blockieren, wie es bei älteren fettleibigen Erwachsenen vielleicht der Fall ist. Ich glaube, sie leiden an Symptomen eines hungrigen Gehirns.

Die Stresssignale, die ein hungriges Gehirn aussendet, erklären auch die Erregbarkeit und Hyperaktivität von Kindern, die oft mit stark zuckerhaltiger Ernährung in Verbindung gebracht wird. Nicht der Zucker ruft dieses Verhalten hervor, sondern die Stressreaktion des hungrigen Gehirns, die entsteht, wenn der Zucker die *iPump* ausschaltet.

Hunger im Gehirn führt
zu Übergewicht und Demenz

Dass die Zahl der Fettleibigen in den letzten Jahren in glei-
chem Maße gestiegen ist wie die Zahl der Fälle von Gedächt-
nisverlust, Demenz und Alzheimer, ist ein beunruhigender Ge-
danke.

Die Parameter unserer physischen und mentalen Gesundheit sinken im Tandem, und die Zahl der Alzheimer-Fälle verdoppelt sich alle 20 Jahre. Statistiken zeigen, dass der stetige
Anstieg von Fettleibigkeits- und Diabetes-Zahlen seit den
siebziger Jahren in erschreckender Weise mit einem allmähli-
chen Verfall des IQ einhergeht.

Derzeit leiden weltweit etwa 35 Millionen Menschen unter
der Alzheimer-Krankheit. Selbst konservative Schätzungen
gehen davon aus, dass die Zahl der Erkrankten in 100 Jahren
bei mehr als einer Milliarde liegen wird, die der Fettleibigen bei
mehreren Milliarden.

Ich bin überzeugt, dass das kein Zufall ist. Und Hunger im
Gehirn ist der Schlüssel dazu. Denn er verursacht BEIDES:
Übergewicht und Demenz.

Die moderne Ernährung mit einem immer höheren Anteil
an Fastfood und Fertiggerichten führt dazu, dass wir viel zu viel
Zucker konsumieren und unsere *iPump* ausschalten, so dass
sich die Treibstoffversorgung im Gehirn dramatisch reduziert.
Wenn die Gehirnzellen aber über einen längeren Zeitraum
unzureichend ernährt werden, degenerieren sie und sterben ab.

CT-Bilder des Gehirns zeigen, dass die Gehirnzellen bei
Menschen mit Demenz beschädigt sind und dass das Scha-
densmuster einem beschleunigten Alterungsprozess entspricht.
Normalerweise werden erlernte Erinnerungen als erste ge-

löscht, wenn wir älter werden, weil das Gehirn zuerst die sehr treibstoffhungrigen Gedächtnisregionen aufgibt, die unsere Jäger-und-Sammler-Vorfahren über ein bestimmtes Alter hinaus nicht gebraucht hätten.

Grundlegende motorische Funktionen (Gehen, Essen, Waschen), die wir im Alltag brauchen, bleiben dagegen lange Zeit intakt.

Es ist also kein Zufall, dass Krankheiten wie Demenz und Alzheimer gerade das Gedächtnis und die Lernfunktionen des Gehirns angreifen. Selbst bei Alzheimer im fortgeschrittenen Stadium sind die Patienten noch in der Lage, zu gehen und sich anzuziehen (die Signale des Gehirns an Arme und Beine bleiben unversehrt), bis sie irgendwann die richtige Abfolge der Bewegungen vergessen. Dann stehen sie da, schauen ihre Kleider an und fragen sich, was sie damit anfangen sollen.

Möglicherweise fühlen Sie sich, mit zunehmendem Alter, gelegentlich etwas benebelt oder können sich schlecht konzentrieren. Wenn Sie sich mit viel Zucker ernähren und regelmäßig Ihre *iPump* ausschalten, könnte es sein, dass Ihre Gehirnzellen insgesamt nicht mehr gut ernährt werden. Dann sterben sie viel schneller ab, als sie sollten.

Ein hungriges Gehirn schaltet allerdings nicht einfach still und leise ab. Es wird in der Regel zunächst eine massive Stressreaktion im gesamten Körper auslösen, um an Nahrung zu kommen. Ich bin überzeugt, dadurch wird alles noch viel schlimmer. Das Stresshormon Cortisol beispielsweise schädigt das Gewebe im Gehirn. Untersuchungen von Menschen mit posttraumatischem Stress zeigen, dass eine dauerhafte Überschwemmung mit Cortisol (eine Folge von intensivem Stress) dazu führen kann, dass die Gedächtnisspeicher im Gehirn schrumpfen.

Wenn Ihr Gehirn gestresst ist, weil es Hunger hat, schaltet es potenziell nützliche Funktionen möglicherweise viel zu früh ab. Tatsächlich setzen Sie sich sogar einem erhöhten Risiko aus, an Demenz oder Alzheimer zu erkranken.

Autopsien von Menschen mit »jungen« (erst in den letzten Jahrzehnten entdeckten) neurologischen Erkrankungen wie zum Beispiel Amyotrophe Lateralsklerose (ALS) oder Parkinson zeigen, dass ein Großteil ihrer Probleme durch einen Funktionsverlust der Gliazellen bedingt ist. Die Gliazellen sind aber die Futterzellen für die Neuronen. In ihnen sitzt die *iPump*.

Die Gliazellen sind nicht für unsere eigentliche Denkleistung zuständig; trotzdem sind sie extrem wichtig. Tatsächlich bilden sie den Schlüssel zur gesamten Informationsverarbeitung des Menschen – Sehen, Bewusstsein, Wissen, Denken und Sprache. Wenn Spezialisten die Entwicklung höherer Gehirnfunktionen bei Tieren (und Menschen) messen wollen, zählen sie die Gliazellen.

Bei der Untersuchung von Einsteins Gehirn zeigte sich beispielsweise, dass es überhaupt nicht größer war als ein ganz normales menschliches Gehirn, dass es aber überdurchschnittlich viele Gliazellen besaß. Einsteins Gehirn war also besonders gut mit Treibstoff versorgt.

Ich bin überzeugt, dass Alzheimer weniger eine Krankheit als vielmehr eine physiologische Anpassung an eine schlechte Treibstoffversorgung der Gehirnzellen darstellt, die durch eine ausgeschaltete *iPump* hervorgerufen wird.

Aber Sie können sich gegen die Schädigungen schützen, die zu diesem entsetzlichen Schwächezustand führen: indem Sie Ihre Ernährung so einstellen, dass Ihre *iPump* Tag und Nacht richtig funktioniert. Wenn Sie die Prinzipien der Honig-Ernährung anwenden, tun Sie alles, um Ihre *iPump* zu stärken und eine stetige Nahrungsversorgung Ihres Gehirns zu sichern. So bleibt es so lange wie möglich aktiv, klar, dynamisch und lebendig.

Verbessern Sie Ihre Kreativität

Die ruhigen Augenblicke zwischen zwei Besprechungen oder der hochkonzentrierten Erledigung verschiedener mentaler oder physischer Aufgaben sind unglaublich wichtig für das Gehirn. Sie denken vielleicht, dass Sie abgeschaltet haben und im »mentalen Leerlauf« sind, aber genau dann nehmen Ihre Gehirnzellen Urlaub von ihrer kräftezehrenden Arbeit. Dann widmen sie sich sozusagen im Offline-Modus dem unbewussten kreativen Denken.

In solchen Augenblicken ist der Energiebedarf des Gehirns (tagsüber) am höchsten. Es scheint, als würden alle Systeme heruntergefahren, aber das Gehirn fährt tatsächlich hoch und arbeitet im Unterbewusstsein für uns, ohne das Bewusstsein zu behelligen.

Das ist der Grund, warum Ihnen die Antwort auf eine besonders knifflige Frage immer dann einfällt, wenn Sie eine kurze Pause machen, weggehen, etwas anderes tun. Sie ist auf einmal da, obwohl sie gar nicht bewusst darüber nachgedacht haben. Das geht aber nur, wenn Ihr Gehirn gut mit Treibstoff versorgt ist, Ihre *iPump* richtig arbeitet und die Glykogenspeicher in der Leber gut gefüllt sind.

Und genau dafür sorgt die Einbindung von Honig in Ihre Ernährung.

Zuckerabhängigkeit

Zucker steht in einer komplexen, sehr wichtigen Beziehung zu unserem Gehirn. Und er ist zweifellos eine Substanz mit einem hohen Suchtpotenzial.

Wenn ein Suchtkranker ein paar Stunden lang nicht an seine Droge herankommt, fühlt er sich schlecht, wird aber vermutlich an den Entzugserscheinungen nicht sterben. Wenn das menschliche Gehirn ein paar Minuten keinen Zucker bekommt, stirbt es ab, die Neuronen stellen allmählich ihre Arbeit ein. Wenn Sie Ihrem Gehirn seine Droge also entziehen, kann es sich nur dadurch retten, dass es ein Koma auslöst, bei dem alle nicht lebenswichtigen Funktionen abgeschaltet werden. Alle Systeme verfolgen dann nur noch einen Zweck: die Energieversorgung des Gehirns aufrechtzuerhalten. Keine andere suchtauslösende Substanz oder Droge führt zu einem derart katastrophalen Zusammenbruch, wenn sie dem Körper für kurze Zeit vorenthalten wird.

Ohne seine regelmäßige Dosis Zucker ist das Gehirn immer nur ein paar Minuten vom Koma entfernt.

Aber es ist eben auch wie bei einem Junkie oder bei einem Alkoholiker: Je mehr Zucker wir zu uns nehmen, desto mehr verlangt es uns danach. Wenn die Geschmacksnerven durch eine Überdosis betäubt sind, brauchen sie immer noch mehr Zucker, um »high« zu werden.

Honig jedoch ist eine andere Art von Zucker. Er ist das einzige Nahrungsmittel, das den Teufelskreis durchbrechen kann.

8.

Honig als Schutz gegen Alterserscheinungen und Krankheiten

Inzwischen dürfte Ihnen klar sein, dass Honig Ihnen nicht nur beim Abnehmen hilft, sondern auch Ihren Schlaf verbessert, Ihnen hilft, die ganze Nacht Fett zu verbrennen, Ihre Denkleistung erhöht und Sie vor Gedächtnisstörungen und Demenz schützt. Aber der vielleicht erstaunlichste Zusatznutzen liegt in der Tatsache, dass Sie sich mit der Honig-Ernährung weitgehend vor den negativen Folgen des Alterns schützen können.

Immer mehr Menschen sind heute von Krankheiten wie Diabetes, Herz-Kreislauf-Erkrankungen, Osteoporose, Depressionen, Unfruchtbarkeit und einem geschwächten Immunsystem betroffen, und zwar in immer jüngerem Lebensalter. Viele Experten sind inzwischen der Ansicht, die moderne Ernährungsweise mit Zucker und Fertiggerichten sei zu einem Großteil dafür verantwortlich.

Durch Studien wird seit Jahren versucht zu verstehen, warum diese Krankheiten, die als natürliche Alterserscheinungen gelten, immer früher und immer häufiger auftreten. Und in vielen Fällen wird Stress dafür verantwortlich gemacht.

Es kann kein Zweifel daran bestehen, dass Stresshormone wie Cortisol und Adrenalin dem Körper großen Schaden zufügen. Sie spielen eine wichtige Rolle bei der toxischen Überlastung, die uns früher altern lässt, ob es nun um Falten geht oder um Herzkrankheiten.

Viele Wissenschaftler machen unsere stressige moderne Lebensweise dafür verantwortlich. Sie glauben, dass wir uns nicht ausreichend an den Druck des Computerzeitalters, die unbeschränkte Medienpräsenz, die unbegrenzten Entscheidungsmöglichkeiten usw. anpassen können.

Ich hingegen glaube, dass der psychologische Stress zur Bedeutungslosigkeit verblasst, verglichen mit der katastrophalen Wirkung der ständigen, alles durchdringenden Stressreaktionen eines hungrigen Gehirns auf den gesamten Körper.

Die meisten Menschen sind randvoll mit Stresshormonen, und zwar nicht aufgrund von Geldsorgen oder Eheproblemen, sondern weil ihr Gehirn ständig Hunger leidet.

Wenn Sie Übergewicht haben oder – wie die Mehrheit der Menschen in den westlichen Industrieländern – einen erheblichen Teil des Tages damit zubringen, Limonade zu trinken und Chips, Pommes frites, Kuchen, Kekse, Nudeln oder weißen Toast mit Butter zu essen, dann stehen die Chancen nicht schlecht, dass Ihre *iPump* ständig abgeschaltet ist.

Und nach einer Viertelstunde auf Notversorgung bekommt das Gehirn Hunger. Ein hungriges Gehirn ist aber ein gestresstes Gehirn, und es schickt alle möglichen giftigen Stressbotschaften los, um irgendwoher mehr Nahrung zu bekommen. Einige dieser Stressbotschaften stimulieren den Appetit und führen zu unwiderstehlichen Essgelüsten. Andere greifen die Notrationen in der Leber an, und wieder andere lösen den Abbau von Muskeln aus, um an Treibstoff zu kommen.

Diese Botschaften sind sehr effizient und lassen den Blutzuckerspiegel noch einmal ansteigen. Aber der erneute Überschuss an Glukose im Blut sorgt lediglich für die Ausschüttung von Insulin, das die Glukose in die Fettpolster entsorgt. Und das ist nicht gut.

Die Glukosewelle, die dabei die Gliazellen erreicht, ist oft so heftig, dass die *iPump* dauerhaft abgeschaltet bleibt. Und so leidet das Gehirn weiterhin Hunger und schüttet auch weiterhin Stresshormone aus.

Das Problem besteht nun darin, dass diese Stresshormone des Gehirns geradezu Gift für den Körper sein können. Das wichtigste Stresshormon, Cortisol, hat offenbar den Nebeneffekt, dass es die Reaktion der Zellen auf Insulin dämpft. Wir werden also zunehmend »insulinresistent«, so dass der Körper immer mehr von diesem Stoff losschickt, um überhaupt noch eine Reaktion auszulösen. Andere Stresshormone, Adrenalin beispielsweise, erhöhen die Herzfrequenz und verengen die Arterien, so dass unser Blutdruck steigt.

Und diese Hormone und der Insulinüberschuss steigern dann WIRKLICH unser Risiko übermäßiger Alterserscheinungen. Ob sie sich in Osteoporose, Fettleibigkeit, Herzkrankheiten oder Falten manifestieren, hängt zum Teil von Ihrem genetischen Profil und Ihrer natürlichen »Toleranz« gegen schlechte Nahrungsmittel und Zucker ab.

Einige bekommen Diabetes, andere werden dick, wieder andere bekommen Herzprobleme oder leiden irgendwann unter Demenz oder Alzheimer. Die Gene spielen dabei eine Rolle, aber auch die Lebensweise hat großen Einfluss auf das, was passiert. Für mich ist vollkommen klar, dass Sie sich – abgesehen vom Rauchen – kaum mehr schaden können als mit dem Konsum von Zucker und Fertiggerichten.

Und so bitter es ist: Wenn wir uns weiterhin schlecht ernähren, werden die meisten Menschen auf die eine oder andere Weise irgendwelche schrecklichen Krankheiten bekommen, und zwar infolge des Energieüberschusses in unserer modernen Ernährung.

Die Honig-Diät ist der erste Schritt, um diesen Prozess umzukehren. Sie ist genau darauf ausgelegt, das Gehirn bei Tag und Nacht richtig zu versorgen, so dass es keine destruktiven Stresshormone ausschütten muss.

Wenn Sie nach der Honig-Ernährung leben, nehmen Sie also nicht nur ab, sondern senken auch Ihr Risiko im Hinblick auf eine geradezu furchterregende Reihe von degenerativen Erkrankungen.

Herzkrankheiten

Die Vorstellung, Herzkrankheiten würden durch das Fett in unserer Nahrung hervorgerufen, vor allem durch die gesättigten Fettsäuren, ist weit verbreitet. Tatsächlich kann gar kein Zweifel daran bestehen, dass das Fett im Blut an den Arterienwänden haftet, sie verengt und verhärtet. Aber Untersuchungen zeigen, dass das nur passiert, wenn die Auswirkungen von Stresshormonen dazukommen.

Jahrzehntelang wurde der alarmierende Anstieg der Zahl von Herzerkrankungen auf Nahrungsfette und die »Managerkrankheit« zurückgeführt. Ich bin jedoch überzeugt, dass der berufliche Stress weniger belastend ist als der metabolische Stress, der durch ein hungriges Gehirn ausgelöst wird.

Und zwar folgendermaßen: Das Stresshormon Adrenalin erhöht die Herzfrequenz und verengt die Arterien, so dass der Blutdruck steigt. Als Folge der Stressreaktion steigt auch die Gerinnungsfähigkeit des Blutes (das Blut wird dicker, um den Körper auf eventuelle Verletzungen vorzubereiten). Beide Faktoren zusammengenommen erhöhen das Risiko von Herzinfarkt und Schlaganfall.

Gleichzeitig löst das Stresshormon Cortisol eine Insulinresistenz aus. Insulin soll eigentlich dem Transportsystem helfen, die Glukose (also den Treibstoff) in die Zellen der Magenschleimhaut zu bringen. Das Cortisol sorgt jedoch dafür, dass die Zellen an der Innenwand unserer Arterien eine Resistenz gegen Insulin entwickeln und nicht genug Glukose aufnehmen können. Also bekommen sie Hunger und funktionieren nicht mehr optimal. Und wenn die Wände der Blutgefäße degenerieren, ziehen sie zusätzliche Fettmoleküle an, die im Blut schwimmen. An den beschädigten Arterienwänden können diese Blutfette *(Lipide)* sehr leicht haften, statt einfach an ihnen vorbeizugleiten. Und so entsteht Atherosklerose, eine Form der Verstopfung von Arterien, die bei Herzkrankheiten sehr häufig vorkommt.

Das ist der Grund, warum Diabetiker ein erhöhtes Risiko für Herzkrankheiten haben. Ihr dauerhaft erhöhter Blutzuckerspiegel führt eher zu einer Beschädigung der Arterien und damit auch eher zu Fettablagerungen an ihren Innenwänden.

Das erklärt aber auch, dass die Blutfette die Arterien gar nicht verstopfen könnten, wenn die Arterien nicht schon vorgeschädigt wären: durch Stress. Und in den meisten Fällen wird dieser Stress heute durch die Auswirkungen einer zuckerhaltigen Ernährung im Gehirn hervorgerufen.

Damit wird schließlich auch klar, warum einige Gruppen von Menschen in der Arktis ziemlich gesund leben, obwohl sie sich zu einem Großteil von Walfett ernähren – es gibt ja kaum ein Nahrungsmittel mit einem höheren Anteil an gesättigten Fettsäuren. Solange die Inuit sich von Fertiggerichten und Fastfood fernhalten und so den Anteil von Zucker in ihrer Ernährung (und den Insulinspiegel) niedrig halten, bleibt auch ihr Herz gesund.

Diabetes

Diabetes vom Typ 1 tritt auf, wenn der Körper plötzlich die Insulinproduktion einstellt. Typ 2 entsteht, wenn die Zellen GLAUBEN, es gäbe kein Insulin mehr, weil sie eine Resistenz dagegen entwickelt haben.

Wie ich schon erklärt habe, kann die Ausschüttung von Stresshormonen durch das Gehirn (und hier vor allem der erhöhte Cortisolspiegel) sehr schnell zu einer Resistenz gegen Insulin führen, die wiederum Diabetes Typ 2 auslöst, wenn nichts dagegen unternommen wird. Ich bin überzeugt, dass eine Fehlfunktion der *iPump* und ein hungriges Gehirn die Gründe sind, warum es in Deutschland inzwischen fast sieben Millionen Menschen mit Diabetes Typ 2 gibt.

Die Honig-Ernährung ist das Beste, was Sie überhaupt tun können, um die Insulinresistenz und damit auch Ihr Diabetes-Risiko zu beseitigen.

Jeder Diabetiker wird vor dem Verzehr von Zucker gewarnt, und auch Honig steht normalerweise auf der Liste der »verbotenen« Lebensmittel. Wie ich jedoch in Kapitel 3 erklärt habe, ist Honig ein sehr gutes Mittel zur Stabilisierung des Blutzuckerspiegels (während normaler Zucker genau die gegenteilige Wirkung hat). Außerdem bringt Honig die Funktion der *iPump* wieder in Gang. Deshalb ist es kein Problem, wenn Diabetiker vom Typ 2 Honig zu sich nehmen. Beim Typ 1 ist die Situation komplizierter – sprechen Sie in diesem Fall bitte mit Ihrem Haus- oder Facharzt, bevor Sie Ihre Ernährung drastisch ändern.

Magenprobleme

Die Stresshormone, die das hungrige Gehirn ausschüttet, schaden in höchstem Maße unserem Verdauungssystem. Einfach gesagt, die Stresshormone führen zu einer Abschaltung der Magen- und Darmfunktion, denn wer kümmert sich schon um seine Verdauung, wenn er auf der Flucht vor einem Säbelzahntiger ist?

Außerdem schützt diese Abschaltung auch unsere Magenschleimhaut vor der zersetzenden Wirkung des Stresshormons Adrenalin. Das ist ganz in Ordnung, wenn es sich nur um eine kurz andauernde Stresssituation handelt. Wenn Ihr Gehirn aber Hunger hat und ständig gestresst ist, führen die Hormone dazu, dass Ihr Verdauungssystem nicht mehr richtig funktioniert. Dann nehmen Sie nur noch eine geringe Menge von Nährstoffen aus Ihrem Essen auf.

Wenn Sie über einen langen Zeitraum hinweg gestresst sind, zerstört das Adrenalin die hochempfindlichen Zellen an den Innenwänden des Darms. Die Folge sind Nahrungsmittelintoleranzen, Reflux und Magen- bzw. Zwölffingerdarmgeschwüre.

Osteoporose

Dauerstress ist sehr schlecht für Ihre Knochen. Cortisol kann der Knochendichte schon in relativ geringer Dosierung extrem schaden. Es zerstört die Knochen, weil es die Wirkung von Vitamin D im Verdauungssystem stört und damit auch die Aufnahme von knochenstärkendem Kalzium hemmt. Außerdem wird weniger neue Knochensubstanz gebildet, wenn Sie Cortisol im Blut haben, weil das Hormon die dafür zuständigen Zellen (die *Osteoblasten*) daran hindert, ihre Arbeit zu tun.

Unfruchtbarkeit

Jedes Paar, das vergeblich versucht hat, ein Kind zu bekommen, weiß, dass Stress dabei nicht gerade hilfreich ist. Der Grund liegt darin, dass Cortisol die normale Funktion der Eierstöcke unterdrückt, so dass auch weniger Geschlechtshormone ausgeschüttet werden, die die Fruchtbarkeit steuern. Deshalb kommt es bei Frauen unter extremem Stress sogar vor, dass ihr Monatszyklus vollkommen aussetzt.

Eine Empfängnis wird noch unwahrscheinlicher – und ein früher Eintritt in die Wechseljahre umso wahrscheinlicher –, wenn Sie eine Insulinresistenz haben, die zu einem Ausfall des Eisprungs und zu einem extrem hohen Spiegel an männlichen Geschlechtshormonen führt.

Immunschwäche

Ein geschwächtes Immunsystem erhöht Ihr Risiko, sich jede Erkältung und jede Magen-Darm-Infektion einzufangen, die gerade umgeht. Tatsächlich erhöht es sogar Ihr Krebsrisiko. Je älter wir werden, desto schwächer wird auch unser Immunsystem, aber bei einigen Menschen geht dieser Abbau schneller als bei anderen. Und Stress ist in diesem Zusammenhang wirklich GIFT.

Wenn das Gehirn Stresshormone ausschüttet, schaltet das Immunsystem zeitweise ab, um sich vor dem Cortisol zu schützen, das die Immunreaktionen unterdrückt.

Wenn der Stress jedoch chronisch wird (also beispielsweise bei einem dauerhaft hungrigen Gehirn), kann Ihr Immunsystem einfach nicht mehr richtig funktionieren. Egal, wie viel Vitamin C Sie zu sich nehmen, um es zu stärken.

Falten

Wir haben alle schon erlebt, wie Menschen unter extremem Druck sozusagen vor unseren Augen altern (Ministerpräsidenten und Staatspräsidenten sind dafür ein Beispiel). Seit langer Zeit nimmt man an, dass Stress den Alterungsprozess beschleunigt. Dauerstress, wie ihn ein hungriges Gehirn hervorruft, führt dazu, dass der Spiegel der Stresshormone im Blut für längere Zeit erhöht ist, so dass sich unser Körper förmlich aufreibt. Die Folge sind faltige Haut, graues Haar, Schmerzen in den Gelenken, Verlust der Hör- und Sehfähigkeit – all die negativen Begleiterscheinungen des Alters, mit denen wir »irgendwann« rechnen, die aber durch den Stress viel schneller eintreten.

Eine Theorie führt das darauf zurück, dass Stresshormone zu chemischen Veränderungen im Körper führen, die die unliebsamen sichtbaren Alterserscheinungen eher noch fördern.

Eine andere Theorie besagt, dass Stress und Sorgen die Zerstörung der sogenannten »Telomere« beschleunigen – die Endstücke unserer Chromosomen. Je älter ein Mensch und je öfter sich seine Zellen teilen und reproduzieren, desto kürzer werden diese Telomere. Wissenschaftler vermuten allerdings, dass Stress die Zellalterung beschleunigt und so zu Muskelschwäche, Verlust von Seh- und Hörfähigkeit, Falten und grauen Haaren führt.

Wenn Sie mit der Honig-Diät beginnen, können Sie auf der Stelle dafür sorgen, dass Ihr Gehirn gut versorgt wird und keinen Hunger leidet. Bei Nacht ist es perfekt darauf vorbereitet, alle Gene, Hormone, Enzyme und Vorgänge zu aktivieren, die für eine Reparatur, Regeneration und Wiederherstellung von Gewebe im Körper sorgen, während Sie schlafen. Bei Tag wird die Ausschüttung von Stresshormonen minimiert oder jedenfalls beschränkt, so dass sie wirklich nur dann stattfindet, wenn wir im Stau stehen oder mit einem kniffligen Abgabetermin zu kämpfen haben. Mit derlei kurzzeitigen Stressausbrüchen kommt der Körper zurecht. Die Dauerbelastung durch das hungrige Gehirn richtet viel mehr Schaden an.

Sie können dem Stress des modernen Lebens nicht komplett aus dem Weg gehen, aber durch die Honig-Diät können Sie immerhin die zerstörerische Stressreaktion eines hungrigen Gehirns vermeiden.

Schluss

Vielleicht haben Sie dieses Buch in die Hand genommen, weil Sie abnehmen wollten. Wenn ja, dann haben Sie vermutlich einen drakonischen, unbequemen Diätplan erwartet – und ständigen Hunger. Ich hoffe, inzwischen haben Sie festgestellt, dass Ihr Körper (auch nachts, im Schlaf) wunderbar funktioniert, wenn Sie ihm die Nahrung geben, die er braucht. Und dass Sie das überflüssige Gewicht dann von ganz allein loswerden.

Ich würde mir wünschen, dass alle Menschen, die etwas für ihre Gesundheit tun wollen, ganz selbstverständlich nach Phase 1 der Honig-Diät leben. Und dass alle, die ein paar Pfunde abnehmen wollen, einfach zur Phase 2 übergehen, bis sie ihr Wunschgewicht erreicht haben. Honig ist ein so starkes Werkzeug in Ihrer Ernährung, dass es Ihnen damit eigentlich ganz leichtfallen sollte, schlank zu werden und zu bleiben.

Aber die Sache mit dem Abnehmen ist wirklich nur das Sahnehäubchen. Jeder Tag, an dem Sie sich nach den Prinzipien der Honig-Diät ernähren, ist ein Tag, an dem Ihr Gehirn sich nicht mit Über- und Unterzuckerung herumschlagen muss. Es muss sich keine Sorgen machen, dass es von Zucker überschwemmt wird oder gar keinen Treibstoff mehr bekommt.

Wenn Sie die Honig-Diät praktizieren, arbeitet Ihre *iPump* richtig und sorgt dafür, dass die Neuronen in Ihrem Gehirn stetig mit Nährstoffen versorgt werden. Und wenn Ihr Gehirn keinen Hunger leidet, ist es nicht gestresst und wird auch nicht schrumpfen. Sie können klarer denken, sich besser konzentrieren und sich auf Ihr gutes Gedächtnis verlassen. Mehr noch: Sie schützen sich effektiv gegen Demenz und Alzheimer.

Wenn Ihr Gehirn durch die Honig-Diät so richtig glücklich

und zufrieden ist, schickt es keine Stresshormone durch Ihren Körper, und damit sinkt Ihr Stresslevel insgesamt. Das wiederum stärkt Ihr Immunsystem und reduziert Ihr Krankheitsrisiko. Vom ersten Tag an werden Sie besser schlafen und erfrischt an Körper und Geist aufwachen. Und das nach einer Nacht, in der Sie wieder ein paar lästige Fettpölsterchen verbrannt haben.

Es ist wirklich fast lächerlich, wie viele positive Auswirkungen ein paar kleine Veränderungen in der Ernährung mit sich bringen können. Vielleicht sind Sie einfach zufrieden, weil Ihre Hosen wieder lockerer sitzen und die Speckrolle in der Taille verschwunden ist, aber tatsächlich ist die gesundheitliche Langzeitwirkung wesentlich wichtiger, als Sie es je für möglich gehalten haben.

Und da Honig auch noch so köstlich schmeckt: Was hält Sie davon ab, es einfach mal auszuprobieren? Also bitte: Genießen Sie den Honig in Ihrer Ernährung, genießen Sie die Zurückeroberung Ihrer Gesundheit – und erzählen Sie es weiter.

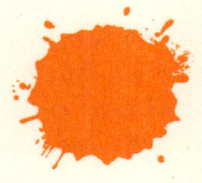

Anhang

Die Naturwissenschaft hinter der *iPump*

Die Schlüsselmechanismen des Glutamat-Glutamin-Zyklus (den ich als *iPump* bezeichne) wurden zum ersten Mal im Jahr 1999 von Magistretti und Pellerin (Institut für Physiologie an der Medizinischen Fakultät der Universität Lausanne, Schweiz) formuliert und mit Hilfe bildgebender Verfahren abgestützt.

Magistretti und Pellerin beschrieben den Prozess folgendermaßen: Die Neuronen im Gehirn schütten Glutamat aus, wenn die Versorgung mit ATP (Treibstoff) sinkt. Das Glutamat wird von den Gliazellen *(Astrozyten)* aufgenommen. Jede Einheit Glutamat führt dazu, dass ein Glukosemolekül in die Gliazelle gepumpt wird:

»Die Stöchiometrie dieses Vorgangs sieht so aus, dass für jedes Molekül Glutamat mit drei Na^+-Ionen ein Glukosemolekül in den Astrozyten eintritt. Durch aerobische Glykolyse werden zwei ATP-Moleküle gebildet und zwei Laktat-Moleküle freigegeben. In dem Astrozyten treibt ein ATP-Molekül eine ›Umdrehung der Pumpe‹ an, das andere stellt die Energie zur Verfügung, die gebraucht wird, um das Glutamat durch Glutamin-Synthethase in Glutamin umzuwandeln. Strukturelle wie auch funktionale Untersuchungen legen den Schluss nahe, dass das Laktat unter aerobischen Bedingungen das wichtigste Energiesubstrat aktivierter Neuronen ist. Tatsächlich wird bei Anwesenheit von Sauerstoff Laktat in Pyruvat umgewandelt, das durch den tricarboxylischen Säurezyklus und die damit verbundene oxidative Phosphorylation verarbeitet werden kann, so dass aus jedem Laktat-Molekül 17 ATP-Moleküle entstehen.«

Durch zwei ATP-Moleküle aus der Glykolyse der Glukose stehen dem Neuron also 34 Moleküle (17 aus jedem Laktat-Molekül) für den fortlaufenden oxidativen Metabolismus, für die Energieversorgung der Neurotransmission und all die höheren Aktivitäten zur Verfügung, die wir mit dem Menschsein verbinden: Gedanken, Sprache, Wissen, Herstellung von Werkzeugen, soziale Interaktion, Vorratshaltung, Ackerbau, Zivilisation, Schreiben, Politik, Gesetze, Lernen, Religion, Literatur, Dichtung, Kunst und Musik.

Dieser Zyklus steht nicht nur den Menschen zur Verfügung. Aber wir Menschen haben als einzige Spezies eine Esskultur entwickelt, die genau diesen Zyklus gefährdet.

Honig in der Nacht

Die Einnahme von Honig vor dem Schlafengehen könnte für viele Generationen die wichtigste und kosteneffektivste Einzelmaßnahme im Bereich Gesundheitsvorsorge und Gesundheitsbildung sein.

Der Mechanismus, durch den Honig die Schlafqualität und die Physiologie der Regeneration verbessert, wird auch HYMN-Zyklus genannt, wobei HYMN für »Honig / Insulin / Melatonin« steht. Die einzelnen Schritte in diesem Prozess sind naturwissenschaftlich gut belegt und in jedem Lehrbuch der Biochemie zu finden. In ihrer Abfolge beschreiben die Schritte einen Stoffwechselzyklus, der zu einer Optimierung der Regeneration im erholsamen Schlaf führt – und vor allem zu einer wesentlich geringeren Ausschüttung von Stresshormonen in der Nacht.

Der Zyklus beginnt mit der Einnahme von ein bis zwei Esslöffeln Honig in der Stunde vor dem Schlafengehen und geht folgendermaßen weiter:

- Der Glukoseanteil des Honigs durchläuft den Darm, den Leberkreislauf und den allgemeinen Blutkreislauf und führt zu einer schwachen Glukosespitze. Tatsächlich erhöht sich der Blutzuckerspiegel nur geringfügig und außerdem in kontrollierter Weise, weil der Fruktoseanteil die Aufnahme in die Leber fördert. Dort wird die Glukose in Glykogen umgewandelt. So erreicht weniger Glukose den allgemeinen Blutkreislauf bzw. verbleibt darin.
- Die geringfügige Erhöhung des Blutzuckerspiegels führt zu einer ebenso geringfügigen Ausschüttung von Insulin durch die Bauchspeicheldrüse.
- Das Insulin transportiert Tryptophan ins Gehirn.
- Tryptophan wird in das Hormon Serotonin umgewandelt, das bei der Entspannung vor dem Einschlafen eine wichtige Rolle spielt.
- Im Dunkeln wird das Serotonin von der Zirbeldrüse in Melatonin umgewandelt – das für diesen Vorgang notwendige Noradrenalin wird durch die Insulinausschüttung bereitgestellt.
- Melatonin aktiviert den Schlaf, u.a. durch eine Senkung der Körpertemperatur.
- Außerdem verhindert das Melatonin die Ausschüttung von zu viel Insulin aus der Bauchspeicheldrüse *(Pankreas)* und damit ein Absacken des Blutzuckerspiegels.
- Das Melatonin fördert des Weiteren im Zusammenspiel mit

der Hirnanhangsdrüse die Ausschüttung von Wachstumshormonen, die durch einen Regelkreis zweier weiterer Hormone kontrolliert wird. Diese Wachstumshormone steuern
die gesamte Physiologie der Regenerationsvorgänge. Damit
ist der entscheidende erste Schritt zur Erholung und Regeneration in der Nacht getan.

- In einem weiteren Schritt löst die Ausschüttung von regene-
rativ wirkenden Hormonen die Reparatur und den Wieder-
aufbau von Knochen, Muskeln und anderen Körpergeweben
aus. ABER: Damit eine optimale Regeneration stattfinden
kann, muss ausreichend Glykogen in der Leber gespeichert
sein. Ist das der Fall, wird bei der optimalen Regeneration
ausschließlich Fett verbrannt. Das klingt unlogisch, ist aber
naturwissenschaftlich gut belegt.

- Melatonin fördert auch die Festigung von Gedächtnisinhalten. Es wird gebraucht, um während des REM-Schlafs frische neuronale Verbindungen aufzubauen. Diese Verbindungen sind notwendig, um Gedächtnisinhalte vom Kurzzeitgedächtnis des Hippocampus ins Langzeitgedächtnis im
Cortex zu transportieren.

- Gleichzeitig mit diesen Vorgängen erfüllt der Fruktoseanteil
des Honigs seine entscheidende Aufgabe. Die Leber nimmt
die Fruktose auf, wandelt sie in Glukose um und speichert
sie als Glykogen, so dass das Gehirn die ganze Nacht über
stetig mit Glukose versorgt werden kann. Die eigenen Gly-
kogenvorräte (außerhalb der Leberdepots) würden das Gehirn nur für eine halbe Minute am Leben erhalten.

- Außerdem reguliert die Fruktose aus dem Honig die Gluko-
seaufnahme der Leber, indem sie für die Ausschüttung des
Enzyms Glukokinase aus den Hepatozyten-Kernen sorgt.
Glukokinase findet sich hauptsächlich in den Zellkernen

der Leber und ist notwendig für die Umwandlung von Glukose in Glykogen. Dieser Vorgang wird in der Honig-Diät »Fruktose-Paradox« genannt. Fruktose sichert also den Glykogenvorrat der Leber für die Nacht und verhindert größere Spitzen des Blutzucker- und Insulinspiegels.

- Ein ausreichender Glykogenvorrat in der Leber sorgt wiederum dafür, dass keine Stresshormone ausgeschüttet werden müssen. Sie sind nur dann nötig, wenn die Vorräte in der Leber nicht ausreichen, um dem Gehirn die nötige Treibstoffversorgung zu sichern. Diese ungeheuer positive Wirkung auf das menschliche Hormonprofil verhindert langfristig die Entwicklung von Fettleibigkeit, Diabetes und anderen Stoffwechselstörungen.

Achtung: In Nordeuropa und Amerika ist die Ansicht weit verbreitet, man solle kurz vor dem Schlafengehen nichts mehr essen. Dies führt zu einer chronischen Ausschüttung von Hormonen aus den Nebennieren während des nächtlichen Fastens. Es schadet der Architektur des Schlafs und führt langfristig zu einem erhöhten Risiko für Herzkrankheiten, Bluthochdruck, Osteoporose, Diabetes, Fettleibigkeit (auch schon im Kindesalter), Magen- und Zwölffingerdarmgeschwüre, Fettleibigkeit, Depressionen, Gedächtnisschwäche und Demenzerkrankungen – lauter Störungen, die mit der chronischen Ausschüttung von Nebennierenhormonen verbunden sind.

Warum Honig der perfekte Treibstoff ist

Sport und Schlaf sind zwei sehr unterschiedliche Stoffwechsel-ereignisse, stellen das Gehirn aber überraschenderweise vor genau die gleiche Herausforderung: Es braucht dafür eine optimale und stetige Energieversorgung.

Wenn man Sport treibt, beziehen die sich heftig zusammen-ziehenden Muskeln immer mehr Glukose aus dem Blutkreis-lauf und entleeren sehr schnell die Glykogenspeicher der Leber, die eigentlich für die Notversorgung des Gehirns gedacht sind.

Im Schlaf müssen diese Glykogenspeicher das Gehirn bis zum Frühstück mit Nahrung versorgen. Wenn Sie um 18 Uhr zu Abend gegessen haben, fastet Ihr armer Körper unter Umstän-den zwölf Stunden lang, und wenn Sie dann auch noch auf das Frühstück verzichten, können es leicht 18 Stunden werden.

Was auch immer geschieht: Der Status der Glykogenreser-ven in der Leber bestimmt das Timing und die Intensität des HPA-Stresssystems, mit dessen Hilfe das Gehirn seine Ener-gieversorgung sichert.

Der Zeitpunkt der letzten Mahlzeit am Abend und die Menge der Glykogenreserven in der Leber sind die Kennzah-len für die Fähigkeit des Körpers, das Gehirn zu versorgen, und für die Stressaktivität der Nebennieren. Wenn Sie also gern früh zu Abend essen, ist es sinnvoll, die Vorräte in der Leber noch einmal aufzustocken, bevor Sie zu Bett gehen. So verhin-dern Sie nächtlichen Stoffwechselstress.

Wenn wir ein Nahrungsmittel entwickeln wollten, um die Gly-kogenvorräte in der Leber aufzustocken, müsste es die folgen-den Merkmale besitzen:

- Es sollte schnell vom Darm aufgenommen werden und in den Kreislauf übergehen, ohne das Verdauungssystem zu belasten.
- Es sollte die Glykogenvorräte der Leber auffüllen, ohne Insulinspitzen auszulösen (die jeden Überschuss in Fett umwandeln).
- Es sollte die Energievorräte stabilisieren (Menschen in den westlichen Industriestaaten haben Schwierigkeiten, Glykogen zu bilden, das in der Leber verbleibt und ausschließlich dem Gehirn zur Verfügung steht).
- Es sollte dafür sorgen, dass die Glukose aus dem Leber-Glykogen zügig zur Verfügung steht und bei Bedarf in den Blutkreislauf übergeht, um das Gehirn zu versorgen.
- Es sollte den Blutzuckerspiegel stabilisieren.
- Es sollte den Transfer der Glukose ins Gehirn gestatten, selbst wenn der Mechanismus durch eine zuckerhaltige Ernährung gestört ist.
- Es sollte das Gehirn versorgen und die Gefahr von Hunger im Gehirn reduzieren.
- Auf diese Weise sollte es nächtliche Stressreaktionen verhindern.
- Es sollte die Aktivierung von Appetithormonen verringern (die am nächsten Tag Gelüste auf Süßes auslösen).
- Es sollte die Qualität und Dauer des Schlafs verbessern.
- Es sollte die Gedächtnis- und Lernleistung während des REM-Schlafs verbessern.
- Es sollte den Fettstoffwechsel anregen, indem es die Regenerationsvorgänge des Körpers fördert.

Zum Glück müssen wir ein solches Nahrungsmittel gar nicht entwickeln, weil die Natur es uns in Form von Honig bereits zur Verfügung stellt. Jede Nacht haben wir die Chance, Energiemangel zu vermeiden und einen schädlichen Kreislauf zu durchbrechen. Wir müssen nur kurz vor dem Schlafengehen unsere Vorräte in der Leber auffüllen: mit Honig.

Wenn wir Honig als Treibstoff nutzen, wird die zusätzliche Energie in der Leber gespeichert und kontrolliert. Wir laden einfach den Akku des Gehirns (die Leber) voll auf; diese Reserve wird nur auf Anforderung freigegeben und nicht in Form unkontrollierter Energiewellen, wie es beim Zucker der Fall ist.

Honig als Superfood

Die verschiedenen Honigsorten bilden je nach Blütenbasis ganz individuelle Profile in Bezug auf Aroma und Geschmack heraus. Bemerkenswert (und sicher kein Zufall) ist jedoch, dass Tausende von verschiedenen Pflanzen, die Nektar zur Verfügung stellen, nach ihrer Umwandlung in Honig immer die gleiche Wirkung im menschlichen Stoffwechsel entfalten, und zwar in Bezug auf die Aufnahme, den Transport, die Speicherung und die Verwendung. Der gesundheitliche Nutzen ist also immer der gleiche, ob der Honig nun aus Alaska oder Neuseeland kommt. Die Bienen produzieren immer dasselbe Superfood, unabhängig von der geographischen Lage. Der Grund dafür ist die gemeinsame Evolution von Pflanzen und Bienen, die beiden nützt.

Abgesehen von verschiedenen Zuckerarten enthält Honig etwa 200 Stoffe, die alle aus einem ganz bestimmten Grund vorhanden sind und einen ganz erstaunlichen Nutzen für den Menschen haben, wenn er dieses uralte Nahrungsmittel isst.

Darunter sind Vitamine, Aminosäuren, Mineralien, Proteine, Bioflavonoide, Karotinoide, organische Säuren, aromatische Kohlenwasserstoffe, Antioxidantien, Mono- und Oligosaccharide sowie zahlreiche Enzyme: Katalase, Invertase, Glukose-Oxidase, Diastase, Phosphatase und Peroxidase. Außerdem enthält Honig zwei ungewöhnliche bioaktive Moleküle: Wasserstoffperoxid und Stickoxid. Viele dieser wichtigen Zutaten haben positive Auswirkungen auf die Bereitstellung von Glukose und damit auf die Funktion der *iPump*.

Zudem stimuliert Honig die Ausschüttung des nützlichen Hormons GLP-1/freies IGF1-Leptin. Die Ausschüttung von Insulin wird durch den HYMN-Zyklus gefördert, sorgt für die Bildung von Melatonin und wird dann ihrerseits durch Melatonin und Wachstumshormone unterdrückt und kontrolliert (dieser nützliche negative Feedback-Mechanismus funktioniert nur bei Dunkelheit, also in der Nacht). Kein anderes Nahrungsmittel ist in dieser Hinsicht mit Honig zu vergleichen.

GLP-1 ist eines der wichtigsten Hormone im menschlichen Stoffwechsel. Seine große Bedeutung für die Kontrolle des Appetits und Blutzuckerspiegels rückt in letzter Zeit immer stärker in den Fokus. Dieses vielseitige Hormon wirkt sich positiv auf Darm, Leber, Blutkreislauf, Herz, Bauchspeicheldrüse, Nieren und Gehirn aus.

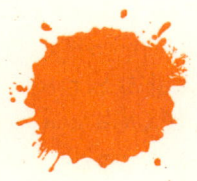

Unerwartete Eigenschaften von Honig

Viele Untersuchungen bestätigen die positive gesundheitliche Wirkung von Honig:

- Schutz fürs Herz: Durch selektives Auffüllen der Leber und Vorratshaltung fürs Gehirn reduziert Honig HPA-getriebenen chronischen metabolischen Stress.
- Senkung des Blutdrucks: Die Reduktion von chronischem metabolischem Stress verringert die Ausschüttung von Adrenalin und damit Bluthochdruck, vor allem bei Nacht.
- Die antidiabetische Wirkung von Honig wurde in einer Studie von O. O. Erejuwa (University of Malaysia) nachgewiesen.
- Dieselbe Studie belegt auch die antioxidative Wirkung von Honig.
- Honig als Appetitzügler: Eine Studie aus dem Jahr 2010 an der University of Wyoming mit gesunden Frauen stellte fest, dass Honig im Vergleich zu Saccharose das Appetithormon Ghrelin stärker reduzierte und die Wirkung des appetitzügelnden Peptidhormons YY verstärkte.
- Honig schützt das Gehirn, weil er die Gliazellen (Futterzellen) mit Treibstoff versorgt.
- Gewichtskontrolle: Im Jahr 2009 stellte eine Forschergruppe an der medizinischen Fakultät der Universität Teheran fest, dass Honig einen positiven Einfluss auf die Gewichtskontrolle und den Körperfettanteil bei Diabetes-Patienten hatte, die acht Wochen lang Honig zu sich nahmen. Die Kontrollgruppe nahm keinen Honig zu sich. Honig ist als starkes Antioxidans bekannt, und die antioxidative Wirkung ist offenbar auch für die Gewichtskontrolle verantwortlich,

da die Sensibilität für Insulin gesteigert wird (anders als bei anderen Zuckerarten). Neuerdings gibt es an der University of Manitoba ein Forschungsvorhaben unter der Leitung von Wayne Lautt zum Thema Insulinsensibilität nach dem Essen. Dort zeigt sich inzwischen, dass das antioxidative Potenzial einen überhöhten Blutzucker- und Insulinspiegel senkt und sich damit positiv auf Gewichtskontrolle und Diabetes auswirkt.

- Honig fördert die Gedächtnisleistung. Zur positiven Wirkung von Honig auf Gedächtnis und Lernerfolg gibt es zwar (bis jetzt) noch keine eindeutigen Studien, aber wir wissen, dass er schlaffördernd wirkt, und guter Schlaf ist der wichtigste Faktor bei der Speicherung von Gedächtnisinhalten. Außerdem sorgt Honig für die nächtliche Ausschüttung von Hormonen, die die Glukosepumpe im Gehirn (die *iPump*) neu einstellen und damit das perfekte nächtliche Stoffwechselumfeld für eine optimale Verarbeitung von Wissens- und Lerninhalten schaffen. Ein vor kurzem erschienener Bericht (Rasch & Born, siehe dort) unterscheidet zwischen Schlaf (Zeit für die Konsolidierung des Gedächtnisses) und Wachzustand (Zeit für die Entschlüsselung von Informationen). Die Autoren betonen, dass sowohl das Kurzzeitgedächtnis im Hippocampus als auch das Gedächtnis des Immunsystems während des Schlafens gefestigt werden. Sie erklären dazu:

- »Die Forschung hat über mehr als hundert Jahre hin festgestellt, dass Schlaf der Speicherung von Gedächtnisinhalten nützt ... Im Hinblick auf das Hippocampus-Gedächtnis ist das gut belegt. Das Konzept einer aktiven Umverteilung von Gedächtnisinhalten durch neuronale Netzwerke aus den Kurzzeit- in die Langzeitspeicher dürfte auch für das Gedächtnis außerhalb des Hippocampus gelten, selbst für nicht-neuronale Bereiche wie das immunologische Gedächtnis. Daraus ergibt sich die Vorstellung, dass die Offline-Konsolidierung des Gedächtnisses im Schlaf ein Prinzip bei der Herausbildung des Langzeitgedächtnisses darstellt, das sich in ganz unterschiedlichen physiologischen Systemen manifestiert.«

- Honig schützt den Magen. 1999 untersuchte eine Forschungsgruppe vom Baylor College of Medicine und Veterans Affairs Medical Center in Houston, Texas, im Laborversuch die Wirkung von Honig auf das Wachstum von *Helicobacter pylori*. Dabei wurde eine antibakterielle Wirkung aufgrund von Wasserstoffperoxid und auch ohne die Mitwirkung dieses Stoffes festgestellt. Einer der Schlüsselmechanismen bei der Hemmung von *Helicobacter pylori* durch Honig ist die Osmose.

- Honig wirkt sich günstig auf die Leber aus. Eine Untersuchung an Schafen aus dem Jahr 2003, bei der Honig intravenös und intrapulmonal verabreicht wurde, zeigte einen positiven Einfluss auf Blutzuckerspiegel und Körperfettanteil sowie auf die Knochenmarkfunktion und die Tetrachlorkohlenstoff-induzierte Leberfunktion:

- »Die Ergebnisse zeigten, dass die intravenöse oder intrapulmonale Verabreichung von Honig keinerlei schädliche Wirkung zeigte. Die intravenöse Verabreichung von Honig durch langsame Infusion führte vielmehr zu einer Verbesserung der Nieren- und Leberfunktion, der Knochenmarkfunktion und des Körperfettprofils.«

- Honig wirkt antibakteriell: Eine Studie aus dem Jahr 2012 in Kanada (Brock University, Ontario) zeigte die wachstumshemmende Wirkung bei zwei sehr resistenten Bakterienstämmen: MRSA (Methicillin-resistenter *Staphylococcus aureus*) und VRE (Vancomycin-resistenter *Enterococcus faecium*): »Zum ersten Mal konnten wir nachweisen, dass die bakteriostatische Wirkung von Honig auf MRSA und VRE abhängig von der Dosierung auf der Bildung von ($\cdot$)OH aus dem $H(2)O(2)$ des Honigs beruht.«

- In einer Studie aus dem Jahr 1996 am Tashreen-Hospital in der syrischen Hauptstadt Damaskus wurde die Wirkung von Honig gegen das Röteln-Virus untersucht: »Unsere Ergebnisse zeigten eine gute Wirkung von Honig gegen das Virus.«

- 2011 testete eine Studie der Universität von Santiago de Compostela in Spanien die fungiziden Wirkungen von Honig und stellte fest, dass er in der Lage ist, die Entwicklung von Pilzen zu hemmen. Testreihen mit *Candida albicans, Candida krusei* und *Cryptococcus neoformans* zeigten, dass »das Wachstum all dieser Hefen durch Honig gehemmt wurde«.

- Eine Studie aus dem Jahr 2010 an der University of Malaysia, veröffentlicht in der Zeitschrift *Nutritional Research,* stellte eine starke entzündungshemmende Wirkung von Honigextrakten fest, die unterschiedliche Mengen von Polyphenolen enthielten, darunter vor allem Ellagsäure, Gallussäure und Ferulasäure, Myricetin, Chlorogensäure und Kaffeesäure.

- Eine japanische Studie aus dem Jahr 2010 (Kyoto Sangyo University) untersuchte Urwaldhonig, der von wilden Bienen in Nigeria produziert wird, und stellte eine »starke tumorhemmende Wirkung« fest.

Diese und andere Studien zeigen, dass die Naturwissenschaft in jüngster Zeit die medizinischen Möglichkeiten von Honig erkannt hat, auch über sein bekanntes infektionshemmendes Potenzial hinaus.

Dank

Zunächst will ich mich bei Louise Atkinson bedanken, die meine verquaste Prosa in lesbares Englisch verwandelt hat. Und bei ihrem Mann Jonathan Woods für seine schöne Beschreibung der *iPump,* deren Unterdrückung neben vielen anderen physiologischen und neurologischen Störungen auch Fettleibigkeit, Diabetes und Alzheimer zur Folge hat.

Vielen Dank an meinen Agenten Robin Wade und meinen Lektor Mark Booth, die das Potenzial meiner Forschungen und Hypothesen für die Bekämpfung der genannten Störungen erkannt haben.

Und schließlich gilt mein Dank meinem Sohn Stuart für die vielen Diskussionen über den Leber-Glykogen-Stoffwechsel; Tim Dew für seine unschätzbare intellektuelle Unterstützung und seinen Rat; Alex Dunedin, dem Gründer der wunderbaren Ragged University, für unzählige fruchtbare Diskussionen über Störungen im Energiestoffwechsel; und David Elliott für seine hoch geschätzte Unterstützung und Hinweise auf wichtige Quellen, die mir entgangen waren.

Dr. Johanna-Budwig-Stiftung

Die Original-Öl-Eiweiß-Kost

Das Grundlagenbuch

Dr. Johanna Budwigs Forschungen und deren praktischer Nutzwert in der Vorbeugung und Therapie von Krebs und anderen Zivilisationskrankheiten sind heute aktueller denn je. Dieses wegweisende Buch schildert den interessanten Lebensweg und belegt die grundlegenden Erkenntnisse der Krebsforscherin und Ernährungswissenschaftlerin anhand moderner wissenschaftlicher Forschungsergebnisse.

Der Praxisteil erklärt die Grundprinzipien und charakteristischen Bestandteile der Öl-Eiweiß-Kost.

Mit exemplarischem 14-Tage-Ernährungsplan und vielen Rezepten.

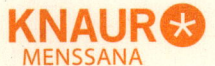

KNAUR
MENSSANA